ⓢ新潮新書

松永正訓
MATSUNAGA Tadashi

患者が知らない開業医の本音

982

新潮社

はじめに

「ゆりかごから墓場まで」ではないが、生後2か月の予防接種から始まり高齢期の医療まで、開業医に関わらない人生を歩む人はいないだろう。あなたの自宅や職場の近所にも、街のクリニックがあるはずだ。初めてそのクリニックを訪れるとき、院長はどんな人柄で、そのクリニックではどんな医療が行われているか、あなたの頭を不安がよぎるに違いない。

開業医は一国一城の主である。大学病院や地域の中核病院のようにたくさんの医者がいて、みんなで話し合って医療方針を決めることはない。院長の考え方一つでクリニックの運営の方向が決まり、医療の内容が決まる。開業医は何を考え、どういう治療を目指しているのかと誰もが思うだろう。

ぼくは、かつて大学病院の医局に19年間籍を置き、開業医の先生から患者の紹介を受けるものの、開業医の仕事の内容を想像してみることすらしなかった。自分が患者として街の開業医を受診するときは、やはりどんな先生が出てくるのかと身構えた。開業医の世界は言ってみればブラックボックスである。そんな感覚を持っていたぼくが、開業医になってしまった。

医者にはいろんなタイプの人がいる。比較的若い頃から、将来は開業したいと思いを秘めている医者もいる。大学病院勤務は嫌いだが、開業医になる気はサラサラなく、地方の病院で勤務医として働きたい人もいる。ぼくは研究も教育も大好きだったので、周囲の誰もがぼくのことを定年まで医育機関（大学病院）で働くものと思っていたようだ。ところが人生何があるか分からない。小児外科医として実力をつけ、自信満々に肩で風切って歩いていたとき、ぼくは盛大にずっこけた。病に倒れて大学病院に残る夢を絶たれた。ぼくが家族を支えていく道として選んだのが開業医という仕事だった。

しかし、である。象牙の塔にこもっていたぼくは、どうやって開業すればいいのかまったく分からなかった。経営のイロハも知らないし、診療報酬がいくらなのかも知らなかった。おまけにお金もなかった。そんなぼくが友人や先輩から知恵を授かって、ゼロから自分のクリニックを作った。

クリニックを走らせてみれば、そこは医療のワンダーランドだった。風邪とも言えないような超軽症の患者も来るし、白血病の患者も来る。さらにはモンスターペイシェントも来る（来なくていい）。慣れないことを自分なりに懸命にこなし、悪戦苦闘しながらぼくの開業医キャリアは17年目に入っている。

しんどいこともたくさんあったが、もちろん楽しいこともあった。それは自分の時間を持てたことである。これは大学病院勤務のときにはなかった。ぼくは、自分の自由時間を本を書くことに費やした。本を書くことは自分にとって学びになり、診療にも役立った。今でも細々と（売れない）作家を続けている。これは開業医なればこそである。

さて、開業医は何を考えて、どんな医療をやっているのか、その実態をみなさんに伝えたいとぼくは筆を執ることにした。ゼロからクリニックを作るにはどうしたらいいのか。開業医はどんな患者を診ているのか。開業医と地元医師会の関係はどうなっているのか。患者をめぐって医者同士の関係はどうなのか。開業医って儲けているという噂は本当か。そして開業医は患者家族とどういう関係を持ちたいと思っているのか。ちょっと本音で書いてみよう。また、小児医療の課題とか、難しさとかについても考えてみたい。

開業医の舞台裏は、多くの人にとってきっと興味ある話になっているだろう。そして、これから開業したい医師や、起業したい会社勤めの人たちにとっても、ちょっとしたヒントになるはずだ。

まずはぼくが大学病院を辞めたいきさつから話そう。

患者が知らない開業医の本音 ◎ 目次

1　40歳、大学病院を去ることに

千葉大学小児外科での19年

ぼくは、1987年に千葉大学医学部を卒業し、そのまま小児外科教室に入局した。2年間の研修医生活ののち、4年間大学院で学び、その後、三つの病院へ出張した。その間、籍はずっと千葉大小児外科にあったので、開業する2006年までの19年間、ぼくは千葉大学医学部附属病院小児外科の教室員（医局員）だったということになる。

大学病院のスタッフの使命は、臨床・研究・教育である。少し立場が上がるとこれに「管理・運営」が加わる。教室の主宰者である教授は、管理・運営に忙しい分、教育に不熱心に見えたが。ぼくは講師という立場にあって、後輩からは「手術の順番が回ってこない」とせっつかれ、先輩からは「あいつをもっと指導しろ」と怒鳴られ、典型的な中間管理職のようなことをやっていた。

もうひとつさらに仕事があった。それは、日本小児肝癌スタディグループのコーディネーターだ。コーディネーターというのは、ちょっとカッコつけた呼び名だが、要は事務局の責任者である。

子どもの肝がんは日本で年間に約40例発生する。全国からそのほとんどすべての症例を登録してもらっていた。手術と抗がん剤による治療のプロトコール（手順）の素案を作ったのもぼくだ（これはちょっと自慢）。毎年、登録症例を増やし、予後（病気の経過）の追跡調査をし、その治療成績を国内外に情報発信していた。つまり、国内の小児肝がんのすべてのデータがぼくのパソコンの中に入っていた。

では、本分である臨床・研究・教育はしっかりやったかというと、自分で言うのも何だが、相当しっかりやった。特にぼくは研究が好きだった。１９８９年に大学院で分子生物学を学び始め、その技術を小児がんの研究に応用した。当時としては日本の先頭集団を走っていた。

神経芽腫《しんけいがしゅ》という小児がんがある。読者のみなさんはあまり聞いたことがないであろう。この神経芽腫は、胸や腹部の奥深くから発癌する小児固形がんであり、固形がんの中でもっとも数が多く、また、もっとも予後が悪い。世界中の研究者が神経芽腫の研究をしている。

ぼくの研究は神経芽腫の予後予測に関係するがん遺伝子の発現を調べるというものだった。がん遺伝子とは、がん細胞の増殖性や悪性度に関する遺伝子のことである。発現を調べるとは、そういった遺伝子のメッセンジャーＲＮＡがどれくらいたくさん作られているかを調べるということだ。

インパクトファクター

この解析により、患者がこの先、治るのか不幸な経過を辿るのか将来を見通すことができる。予後が良好と判断できれば、抗がん剤の量を減らすことができるし、予後が悪いと推測できれば、抗がん剤治療を強化して、治癒に導ける可能性を少しでも上げることができる。

研究は順調に進み、次から次に研究成果を上げた。やがてぼくが積み上げてきた小児がんのＲＮＡ診断技術は、２００４年に厚生労働省から高度先進医療に承認された（これもちょっと自慢）。

結局、大学での研究によって英語筆頭論文を10本、英語共著論文を38本書いた。共著論文と言っても名前を貸しただけではない。後輩に実験・論文作成を指導したものや、国内外との共同研究の論文である。

この論文数が多いか少ないかは簡単には言えない。基礎研究者や内科系の医師から見れば、大した数ではないだろう。しかし、小児外科は全臨床科の中でも、ずば抜けて忙しい科である。緊急手術の数だって千葉大学病院の中で小児外科が一番多い。そういう科にいながらこれだけの論文を書くのは、私生活を犠牲にしないとできるものではない。

医師を含めた科学者の業界には「インパクトファクター」という言葉がある。ある科学雑誌に掲載されている論文がどれだけたくさん他の論文に引用されているかでインパクトファクターの数値が決まる。

一流雑誌は当然インパクトファクターが高い。誰しもがインパクトファクターの高い雑誌に自分の論文を載せたい。しかし当然のことながら、そういう雑誌は掲載のハードルが極めて高い。分かりやすく言えば、大発見をしないと高いインパクトファクターの雑誌には載らない。

医者や科学者にとって、自分の論文のインパクトファクターの合計の数値が、その人の業績である。はっきり言って教授になれるかどうかは、インパクトファクターの高さで決まる。

友人の小児外科医によると、大学在籍時のぼくのインパクトファクターは小児外科医として日本で2位だったそうである（今は知らない）。まあ、小児外科医としてはけっこうがんばったということだ。

これってヤバい頭痛？

では一体なぜ大学病院を辞めたのか？　それは解離性脳動脈瘤のためである。ぼくは高校生くらいの時から頭痛持ちで年齢が上がるにつれてだんだん頭痛の頻度が上がっていった。30歳代の頃には、週に1度は頭痛があり、しょっちゅう消炎鎮痛剤を飲んでいた。それでも効かない場合は、ボルタレン座薬を入れて働いていた。

さて、２００２年7月24日である。ぼくは40歳だった。この日の早朝、ぼくは不快な頭痛で目覚めた。頭痛持ちのぼくでも頭痛で目覚めるのは初めての体験だ。くも膜下出血はバットで殴られたような痛みと表現されることがあるが、そういう痛みではなかった。頭の奥でゴーン、ゴーンと低音が鳴り響くような重い痛みである。

ぼくは尋常ではないと思った。まず鎮痛剤を飲もうと思い、ブルフェンを水で流し込んだが、気分が悪くなりたちまち嘔吐した。頭も痛いし、気持ちも悪い。

（これってヤバいやつ？）

この時、妻は切迫流産の危険があり安静状態だった。時刻は早朝5時だったが、信頼している後輩の医師の自宅に電話をかけて迎えにきてもらった。こういう時は、救急車を呼べばいいのかもしれないが、救急車だとどの病院へ連れて行かれるか分からない。ぼくは千葉大の脳神経外科を受診したかった。

大学病院へ到着すると、脳神経外科の当直の先生がイヤな顔一つせず対応してくれた。まずX線ＣＴ。頭の中で大きな出血は起こっていないことが判明した。それからＭＲＩ。ここで脳外科の先生が首をかしげる。ちょっと血管の形が変だという。

「念のために、アンギオＣＴを撮りましょう」

アンギオＣＴとは、造影剤を使って脳の血管の形状をクリアに描出するX線ＣＴの撮影法のことである。アンギオとは血管という意味の接頭語だ。

診断は解離性脳動脈瘤だった。解離性というのは、血管の壁が剝がれて、血管が瘤状に膨らんだ状態をいう。解離性ではない通常の脳動脈瘤は球形に膨らむが、ぼくの場合は台形に近い形で不整形に膨らんでいた。

7時になって脳外科の教授と脳卒中が専門のK先生（この後、ぼくの主治医になる）が現れ、ぼくは腰椎穿刺《ようついせんし》を受けた。これは背中の骨の隙間から髄液を吸引することである。くも膜下出血を起こしていれば、血液が引けてくる。結果は、出血はしていなかった。とりあえず、死ぬことはなさそうだ。

さて問題はこの動脈瘤をどうやって治療するかである。球形の動脈瘤だったら、手術で頭を開き球形の瘤の根元にクリップをかけるか、肘の血管からカテーテルという細い管を脳まで入れて、球形の瘤の中にプラチナ製のコイルを詰めて、動脈瘤を破裂しないように固めてしまうことができる。ところが僕の解離性脳動脈瘤は台形で根元が広がっているため、そのどちらもできない。

脳外科の教授の提案は、血管内カテーテルを使って右の内頸動脈を丸ごと全部塞栓してしまうというものだった。ただ、ぼくの動脈瘤は眼動脈に近く、もし塞栓術をやると眼動脈も詰まってしまい、右目の視力を失う可能性があった。

ぼくは迷った。迷っていると、教授が「セカンドオピニオンを受けなさい」と言ってきた。三重大学の脳神経外科の教授は血管内治療に関して日本で指折りの実力者とのことだ。ぼくは三重まで出かけた。

三重大学の教授先生はしばらく血管造影のX線フィルムを見たあとで、「うーん」と考え込んだ。右の内頸動脈をつぶすとそのまま半身不随になるというのが、先生の結論だった。その話を聞いて、ぼくはこれですべてが終わったと思った。

「夜の勤務はダメ」

千葉に帰って脳外科の教授ともう一度話し合った。結論は何もしないというものだった。ただ、念のために降圧剤を飲むことにした。別にぼくは高血圧ではなかったが、血圧を低めに設定してくも膜下出血を予防しようという作戦だった。教授はこうも言った。

「ストレスを可能な限り減らしなさい。夜の勤務はダメ。週末も働いちゃダメ。グループスタディ？　そんなのすぐ辞めなさい。え、学会の理事会の仕事もしているの？　すぐに辞めなさい。難しい手術に挑戦するのはやめて、普通の外科医になりなさい」

これは、大学人失格と言われたのと同じことだ。大学から見たらぼくは不要の人間になってしまった。今まで積み上げてきたインパクトファクターは全部ムダになるの？　パーになっちゃうの？　ぼくはヘナヘナになって気合いが一気にゼロになった。

大学を辞めてぼくはどういう生活をしていけばいいのだろうか。住宅ローンは払えるのか。家族をちゃんと養えるのか。経済的な基盤はもちろんだけど、何を目標にし、何に人生の喜びを見出していけばいいのだろうか？

ぼくは大学の膨大な仕事を徐々に整理していった。手術も少しは執刀したけど、長時間の難しい手術はしなかった。でも、がんの子どもたちの抗がん剤治療や造血幹細胞移植はこれまで通り熱心にやった。

当直は免除してもらった。それまで毎週木曜日と、月に8〜10日ある土日のうち2回は当直だった。つまり月に最低6日は病院に泊まっていた。これがなくなり体力的には楽になったが、当然収入も減って貯金も目減りしていった。

２００５年に、うちの医局は千葉市・幕張で日本小児外科学会総会を開催することが決まっている。3年後だ。これを最後のご奉公にしよう。２００６年の春にぼくは大学を辞めようと決めた。

2　「残念ですが、ポストが空いていません」

医師から科学者に？

２００２年に解離性脳動脈瘤になり、２００３年はなんとか現場復帰できないかと迷いながら模索した。しかしそれが無理だと悟り、２００４年に入り第二の人生を探し始めた。

ぼくの強みは二つある。一つは小児固形がんの治療に精通していること。もう一つは、サイエンスの知識と技術があることだ。当直をしなくても済む仕事といえば、医師ではなく科学者だ。ぼくはまず、大学院生のときに指導を受けた分子ウイルス学教室へ足を運ぶことにした。病院から医学部研究棟まで歩いて10分。昼休みに病棟を抜け出した。

ぼくの指導教官だったS先生は、もう教授になっている。ぼくが病気で大学を辞めると伝えると、S先生は椅子から立ち上がりながら驚かれた。

「残念ですね。まさかこういうことになるとは思いもよりませんでした。松永先生はきっと教授になると思っていました。そもそも私が教授になれたのも、先生のおかげです。先生の研究業績は歴代の大学院生でナンバーワンです。私も共著者に名前が載ったので、自分の業績にもなったわけです。小児外科の教授だって同じです。先生の業績のおかげです。つまり松永先生は二人の教授を誕生させたんです」

　そう言ってくれるのはありがたいけれど、ぼくにとっては、それはもう過去の話だった。ぼくは分子ウイルス学教室で雇ってもらえないか頼み込んだ。

「残念ですが、ポストが空いていません。ご存じの通り基礎の教室はポストの数が少ないし、いったん埋まると何十年も空きません。それに、先生は基礎の教室の教員になるのは何か惜しいような気がしますよ」

　ダメ元で頼んでみたが、やはり無理だった。では次はどうするか。

　実は千葉県には神経芽腫の分子生物学的研究において世界的に有名な先生がいる。それは千葉県がんセンターのセンター長であるN先生だ。N先生はもともと小児外科医。九州大学の先生だった。当時からN先生は神経芽腫の基礎研究で日本中に名を馳せていた。そして40歳過ぎで一念発起してアメリカに渡り、小児外科医から基礎研究者に転向した。アメリカでも一流雑誌に論文を次々と発表し、「日本のN先生」から「世界のN先生」になった。

しかし帰国後、九州に研究者としての就職先はなかったようで、ある日突然、千葉県がんセンターに就職したのでぼくはびっくりした。最初、N先生は一つの研究室の部長というポジションだったが、研究業績をどんどん積み上げて、先生の研究室は拡張に拡張を重ねて大所帯になっていった。

ぼくが日本小児肝癌スタディグループのコーディネーターをやっていたことは前述した。そのため日本中から肝がんのサンプルがぼくの所へ集まってくる。それを液体窒素の入った魔法瓶の中に入れて、こまめにN先生のもとに届けていた。がんセンターでは、肝がんのサンプルから遺伝子を抽出して保存していた。つまり、がんセンターは小児肝がんの遺伝子バンクになっていたのだ。

そういう関係が何年も続いていたため、ぼくとN先生はすっかり仲良くなっていた。ただ検体を届けるだけでなく、いつも部長室で最先端のサイエンスの話をうかがっていた。先生は猛烈に忙しいはずなのに、ぼくが行くといつもたっぷりと時間をとってくれるのだった。

がんセンターならキャパが大きいから雇ってもらえるかもしれない。何十人とスタッフがいるのだから、一人ぐらい潜り込めるような気がする。ぼくはこれまでの自分の業績をプリントアウトして、仕事の終わった夕方にがんセンターに向かった。

ぼくが事情を話すと、N先生の顔色がさっと変わった。

「……それは残念だね。無理しすぎたとね」

先生は九州弁で慰めてくれた。ぼくが就職先を探していると言うと、先生は考え込んだ。

「この世界は今すごく厳しくなっているね。安定したポジションはどんどん削減されて任期制に変わっていっとる。業績を出せない人間はラボにいられんとね。臨床より厳しいかもしれんよ」

「そうですか……難しいですか？」

情に厚いN先生はちょっと迷った表情を作った。

「どうしても職場が見つからんときは、ぼくがどうにかしてあげるよ。ただし、常勤ではなく、研究生という立場になる。給料は出るけど、今までのような生活はできんよ。それでも大丈夫かね？」

「……先生、ちょっと考えさせてください。家族もいるし、住宅ローンも残っていますので。でも先生、ありがとうございます。無職の可能性は消えたと思います」

そんなに話は甘くなかった。ぼくは意気消沈してがんセンターを後にした。一応千葉大の講師まで務めた人間が、研究生では色々な意味でちょっと苦しい。ほかに道はないだろうか。

数学は一番苦手

よしネットで検索しよう。ぼくは基礎科学系の求人サイトを見つけて、毎日毎日画面を睨んだ。しかし、千葉県にはそういう求人がない。神奈川県にはそうした求人がチラホラあるが、とても通い切れる距離ではない。では、この家を売って神奈川に住むか？　そんな金、どこにある！　ぼくは下手したらプータローになりかねないのに！

毎日ネットで検索しているうちに、精神的にだんだん追いつめられてくる。血眼になるとはこのことだ。次第にぼくは検索ノイローゼのようになっていった。

ところがある日、ふと思いついた。小児外科の先輩でI先生という女性医師が、メスを捨てて、千葉市の放射線医学総合研究所（＝放医研、当時の名称）で研究職についていたはず。放医研というくらいだから、放射線医学に関係した研究だろう。放射線治療はさんざんやったけど、ぼくは放射線の基礎学問に詳しいわけではない。雇ってくれるだろうか？　放医研も、がんセンターのような大所帯だからどうにかなるかもしれない。ぼくは仕事終わりに放医研に向かった。

　I先生もやはりびっくり仰天だった。

「大丈夫？　松永君。これからどうやって生活していくの？」

「それで困ってしまって」

「あ、じゃあ、いい仕事紹介してあげる。私の友だちでゴルフばっかりやっている開業医の先生が何人もいるの。もうお金は十分にあるから、クリニックの後継者を探しているのよ。いくらでも紹介できるよ」

「いや、ちょっとぼくはそういうのは……先生、ここで仕事の口はないでしょうか？」

「うち？　うちで働く？　いいよ。雇ってあげるよ」

え、マジ？　こんなに簡単に話が決まるのか？

「じゃ、部長の所へ行こう。交渉してあげる」

ぼくはI先生の後をついて、部長室に向かった。部長は突然の来客に何事？　という表情だった。I先生は、ぼくのことを過剰に持ち上げて、「優秀な人だから雇ってください、いいですよね？」と一方的に言うだけ言って部屋を出たのだった。扉を閉めるとき、振り返ると部長は苦笑いという風だった。

「先生、あれで大丈夫なんですか？」

「大丈夫、大丈夫。雇ってもらえるよ」

僕たちはI先生の部屋に戻ると改めて尋ねてみた。

「ところで、どんな研究をすればいいんですか？　研究テーマは個人が決めるんですか？　それともセクション全体のプロジェクトがあるんですか？」

「松永君、バイオインフォマティクスって知っている？」

これは生命科学と情報科学の両者が求められる学問だ。生物学の知識はもちろんのこと、統計学や数学、コンピューターサイエンスの知識が必要になる。つまり……ぼくが一番苦手な分野だった。

「いま、うちはバイオインフォマティクスをやってくれる人を探しているの。松永君、やってみない。給与は大学よりちょっと安い。身分は任期制で、成果を上げないと、契約は打ち切り。あ、土日は休みだけどバイトは禁止だからね」

「先生、ちょっと考えさせてください。すべての学問の中で、ぼくは数学が一番苦手なんです。家内とも相談してみます」

夜の街に車を走らせ、ぼくは考えた。この仕事は理想ではないが、十分満足できるものかもしれない。贅沢は言っていられない。少し前向きに考えてみよう。

その週末、医学書店に行って、バイオインフォマティクスの解説本を2冊買った。読んだが半分くらいしか意味が分からなかった。やはりぼくにはこの仕事は無理だった。

I先生にはお断りの電話を入れた。

足掻いても成果は出ず

できない仕事は、就職口があってもできない。では発想を転換したらどうか。ぼくは、がん遺伝子のｓｒｃ（サーク、神経細胞の分化に関与する遺伝子）について研究していた。であれば、国内でｓｒｃを研究している研究所を調べてそこに就職をお願いしたらどうか？　ぼくは文献検索を始めた。

灯台下暗し。あった。なんと千葉大学の薬学部にｓｒｃを研究している研究室がある。ふだん医学部と薬学部はまったく交流がないから、身近なところにｓｒｃ遺伝子を研究している研究室があることを知らなかったのだ。

ぼくは息せき切って、そこの教室の教授に自分の業績を付して長文の手紙を書いた。要は雇ってくれとお願いした。すぐに丁寧な返事が来たが、やはり空きポストはないとのことだった。

では、どうする？　当直はあるけど、小児外科医ではなく小児科医になるというのはどうか。いや、仕事をやらせていただけるだろうか？　ぼくは千葉県こども病院の血液・腫瘍科の部長と副院長先生に面談の機会を持ってもらった。しかし答えは同じだった。空きポストはなかった。

こうして2004年の1年間が終わった。ジタバタと足掻《あが》いたけれど何も成果を生み出さなかった。これまで十数年にわたって大学に貢献してきたはずなのに、病気になって使い物にならなくなると「はい、さようなら」なのかと思うと切なかった。

大学が何かポストを見つけてくれないかな……ちょっと甘いことも考えたけど、現実は厳しかった。この先、どうやって生きていこう？

3　貯金200万で開業できる？

開業医になるという選択肢

２００５年になった。２００６年の春に大学を辞める予定だから、あと1年で次の仕事を見つけなくてはいけない。科学者として生きていく道もないし、メスを捨てて腫瘍専門の小児科医として生きていく道もない。では、どうすればいいのだろうか。

そういえば、放射線医学総合研究所へ就職相談に行ったとき、開業医になるという選択肢もあると教えられた。開業医か……。小児外科医であるぼくに務まるのかな。小児外科の疾患なんて、ものすごくレアなものばかりだ。一番多いのは、鼠径《そけい》ヘルニア（いわゆる脱腸）だけど、開業医になって毎日鼠径ヘルニアの患者が列をなして受診するなんてありえない。

風邪とか、胃腸炎とか、喘息《ぜんそく》とかそういう病気がメインのはず。中にはもっと難しい病気もあると思うけど。

しかしよく考えてみれば、小児外科医といってもぼくの場合、かなり小児科医に近い仕事もしてきた。当時の千葉大病院の小児科では二つの領域の診療が行われていなかった（今は違う）。一つは、小児がん。もう一つは新生児医療、つまりＮＩＣＵ（新生児集中治療室）だ。

普通、小児外科医といえば、手術をするのが仕事。それは日本全国でも、世界中でも同じ。ところが千葉大の場合、小児外科医であるぼくが、がんの子どもに抗がん剤治療を行い、その副作用対策として感染症治療を行っていた。ＮＩＣＵがないために新生児の外科疾患の治療に際しては、術前も術後も寝ずの番で赤ちゃんを診ていた。

そうであれば、開業医になって感染症の患者が来ても困らないし、赤ちゃんの病気にも十分対応できるような気がする。喘息の子どもも同様だ。喘息で一番怖いのは、実は麻酔をかけることである。麻酔の薬の種類によっては喘息の発作を引き起こすからだ。

ぼくたち小児外科医は日常的に赤ちゃんや子どもに麻酔をかけて内視鏡検査を行っているので、小児の麻酔には熟練している。そして麻酔をかける前準備として患者の内服している薬を細かく聞き取るので、喘息の日常的な薬の使い方もよく知っていたのだった。

妻は大賛成

開業医。できるかもしれない。夜の勤務もないし、日曜日も休める。夜中に緊急手術で呼び出されることもない。この仕事なら、強いストレスはかからないかもしれない。いや、消去法で開業医を選ぶのではなく、もっと積極的な意味を見つけたい。ぼくが大学病院で働いていると、ものすごくこじれていたり、進行したりしてしまっている外科疾患の患者が送られてくることが多々ある。小児科医にとって、外科の病気の診断をつけることは相当難しいので、いくつもクリニックや病院を回っているうちに病気が進んでしまうのだ。ぼくが開業医になれば、そうした外科疾患を早期に見つけられるはずだ。

つまり、ぼくは開業医となって、大学病院の小児外科のサテライト診療所みたいな位置付けになれないだろうか。大学病院を去るのはとても悲しいことなので、少しでもつながりを持てるならば、それはうれしい。

開業医に転身する道はどうだろうかと妻に相談すると、妻は大賛成だった。

「あなたはこのまま大学で働いていたら、いつか過労死すると思っていた。土曜も日曜もなくて、休めるのは年に2、3日でしょ？　夜中も電話がかかってきて呼び出されるし……。私、母子家庭みたいな生活をしている。このへんで、少しゆっくりしようよ」

「開業医でいいかな？」

「いいよ、その方が。科学者とかよりずっといい。科学者なんてわけが分からない。普通の父親になって」

「なれるかどうか分からないけど、ちょっといろいろ考えてみるよ」

妻が大賛成してくれて、ぼくはうれしかった。彼女はもともと地方病院の手術室勤務の看護師だ。患者は成人ばかりである。夜中の緊急手術なんてほとんど経験がない。ところがぼくと結婚してみると、休みの日も夜中も緊急手術で呼び出される。妻からすると、大学病院の小児外科というのは異様な世界に見えたようだ。そのぼくが、普通の医療の世界に帰ってくるのが彼女にはうれしいのだ。しかし……開業ってどうやったらできるのだろうか？

まず、そもそもぼくはお金を持っていなかった。当直を外れてから月給が少なくなり、貯金残高はジリジリと下がっていた。贅沢な生活はしていないつもりだが、家族を養い、住宅ローンを払っていると、いくらも残らない。医師になって（このとき）18年になるが、ぼくの貯金は２００万円くらいだった。たった２００万円で開業できるのか、さっぱり分からない。

リース会社って何？

よし、開業している先輩の先生に聞いてみよう。

その先輩はもともと脳神経外科医で、今は普通に内科を標榜《ひょうぼう》して開業医をしている。言ってみれば、ぼくと同じく外科医から内科医への道だ。

先輩の先生からすぐにメールの返事が来た（後になって知るのだが、開業医はいい意味で「お節介」の人が多い。開業医仲間を増やそうと手助けしてくれる人が多いのだ）。

そこにはこう書かれていた。

「まず資金調達が一番重要で、リース会社からお金を借りることが最優先。どこのリース会社を選ぶかは簡単なことで、利息が一番安い会社を選べばいい。ぼくの経験では、それはRリース社」

コピー機で有名なR社か。でもリースってなんだ？　ぼくはこのとき、リースとローンの違いも知らなかった。もちろん、ググって調べた。

Rリース社のホームページをチェックしてみると、あまり詳しいことは書いてない。これではまったく分からない。よく見ると、文末に連絡先としてメールアドレスが書かれていた。相手の顔も見えないところへメールを書くのは怖い。ぼくはちょっとためらったが、思い切ってメールを送ってみた。もう前に進むしかない。

翌日にRリース社のGさんからメールが来た。このGさんがぼくの運命を大きく変えてくれる人になるのだが、このときはもちろんそんなことは分からない。何度かメールを交換し、ぼくはGさんと会うことにした。場所は大学病院の外来診察室。夜遅くだった。

「建て貸しはどうですか？」

Gさんはおそらく30歳くらいで、快活でざっくばらんな人だった。挨拶を済ませるとGさんはすぐに尋ねてきた。

「先生はどんなイメージの開業をめざしていますか？」

「お金が全然ないので、大きなことはできません。どこかのビルの一角に部屋を借りて開業するとか……」

「それでも構いませんが、建て貸しはどうですか？」

「え、なんですか、それは？」

「大家さんにクリニックを建ててもらうんです。そして先生はその大家さんに家賃を払って診療をするんです。ビル診よりも大きなスペースでゆったり診療できますよ」

「で、でも、ぼく、お金が全然ないので。一応、弟から500万円くらいは借りられるんですが、自己資金はゼロみたいなものなんです」

「あ、大丈夫です。貸します」

「ぼくに貸して大丈夫なんですか？　潰れたら返済できませんよ」

「あ、大丈夫です。開業して失敗した人、見たことありません」

なんと。もしかしてGさんはやり手なのかもしれない。それにしても建て貸しという方式は知らなかった。確かにこの先の人生、ビルの一隅の狭い診療所を仕事場にして生きていくのはつらい。建て貸しというものならば、自分の好きな形と広さの建物で診療ができるようだ。

「Gさん、ネットで見たんですけど……ここの土地なら周辺人口がこのくらいで、どのくらいの患者が来るとか、事前に調べるって書いてあったんですけど」

「ええ、やりますよ。小児人口とかも調べます。周辺の小児クリニックの数も調べます。でも、結局はお医者さんの実力なんですよ。遠くても患者さんは来ますよ」

「でも、Gさんは、ぼくがどんな医者か知らないじゃないですか？　ヘボかもしれないですよ」

「いやあ、千葉大の先生なら間違いないですよ。やっぱり、ご自宅の周辺がいいですか？　車で30分以内くらい？　分かりました。では、まず土地を探しましょう」

なんだ、このスピード感は。てっきりビルで診療すると思っていたのに、土地を見つけて大家さんにクリニックを建ててもらうという話だ。お金も無担保で貸してくれるという。そんなことがあるの？　これ、騙されてないよね？

4 「ここに建てよう」妻が指差したのは

候補地は3か所

前回の打ち合わせから1か月くらいしてGさんからメールが来た。打ち合わせをしたいというのだが、その会合場所がなんとも不思議であった。住宅展示場の中にあるDハウス社のモデルハウスだという。自宅から車で20分ほど行った場所である。次の日曜日、ぼくは妻とそのモデルハウスに出かけた。

玄関でGさんが迎えてくれた。一緒に2階に上がるとスーツをきっちりと身につけた精悍な感じの男性が待っていた。彼はDハウスの千葉市の営業部長と自己紹介した。Gさんが言う。

「今回は、Dハウスさんにクリニックを建ててもらいましょう。彼は営業の責任者です」

ぼくは営業部長さんと名刺を交換した。もう建設業者が決まっているのか。これは速い展開だ。

「建物の方はうちにお任せください」と部長さん。ぼくらは「こちらこそ」と頭を下げた。

Gさんが話を進める。

「そこで早速ですが、土地の候補を見つけてきました」

Gさんはテーブルの上に3枚の紙を広げた。それぞれがかなり大きい紙だ。それは地図だった。

「三つあります。ご覧になってください」

おお！　いったいどこだ。ぼくは地図に飛びついた。三つとも自宅から車で30分以内の土地だった。そうか、こんな所に空き地があったのか。そしてその空き地を中心に半径1㎞、3㎞、5㎞の円が描かれていて、人口がどのくらいかが書かれている。潜在的な患者人口というわけだ。

「この土地は、売りに出ているんですか？」

尋ねると、Gさんが説明してくれる。

「一応そうなんですが、交渉次第で借りることも可能と判断しています。先生は買う必要はないので、借りてクリニックを建てれば十分だと思うんです」

「実際に現場を見ないと判断できないな。少し時間をください。この地図を持って現場を回ってみます」

翌週、ぼくと妻は三つの空き地を順番に見に行った。三つとも十分な広さがあるのだけど、どうも納得がいかない。なぜかと考えてみると、三つともすべてかなり大きい道路に面している。だから反対車線の車はクリニックに入って来られない気がする。ぼくは、もっと住宅街の中がいいなと考えていた。

家賃相場は1坪1万円

次の打ち合わせは、Dハウス千葉支社のオフィスで行った。Dハウスの営業部長さんのほかに、建築士さんや新人営業マンも待っていて、ぼくらの作戦会議は人数が増えていた。

ぼくは率直にこの三つの土地はどれも気に入らないと意見を述べた。Dハウスの営業部長はやや渋い顔だった。そのとき、建築士さんが、どういうイメージのクリニックを考えているかと尋ねてきた。

クリニックは住宅とは違う。もちろん平屋がよく、広い待合室と広い廊下にぼくはこだわった。また診察室は二つで、処置室も外科的な処置をするつもりなので大きく取る。X線撮影室も必須。そうそう、診察室は、大学病院のぼくの診察室とまったく同じ大きさにしようと思っていた。つまりぼくのイメージを図面にすると、かなり大きいクリニックになる。

建築士さんは、これまでに手がけたクリニックの間取り図をいくつか持ってきてくれた。小ぶりのクリニックもあれば、ゆったりと広いクリニックもある。大きなクリニックを建てれば、当然それに比例してぼくが支払う家賃も高くなる。Dハウスとしては大きな建物を建てたいだろう。その方が収益が大きいから。

Dハウスは大きなクリニックをぼくに勧めてくるはずだし、ぼくも大きなクリニックで伸び伸びと診療したい。しかし、お金のないぼくとしては、ある程度小さくせざるを得ない。つまりこの辺は駆け引きなのかなと思った。

建築士さんが言う。

「先生のイメージのクリニックを建てると、平屋で55坪くらいだと思いますよ」

「もし、55坪だと家賃はいくらなんですか?」

この質問には営業部長さんが答えた。

「この業界では、つまり千葉市で建て貸しをやると、坪1万円が相場なんです。だから、55坪なら家賃は55万円。それプラス消費税です」

がーん。毎月家賃だけで55万円。そんな金額払えるのか? それに消費税だって5%(当時)だから、それを含めると……57万円以上ではないか。大学病院の1か月分の給料を超えている。

「ちょ、ちょっともう少し考えます。土地に関しては踏ん切りがつきません。もう一度、三つの土地を見に行ってきます。Gさんも、ほかにいい土地があるか探してください」

われわれは1か月後に作戦会議をまた行うことに決めて、その日は終わった。

Rリース社のGさんから、その後、新たに土地が見つかったというメールは来なかった。ぼくらは三つの土地をくり返し見に行った。そのうちの一つは考えてもいいかなと少し気持ちが変化したが、やはり一生ここで仕事したいとは決めきれなかった。妻も納得のいった顔をしていなかった。

営業部長が「じゃあ、どこがいいんです？」

ふたたび、Ｄハウスのオフィスで作戦会議になった。ぼくは三つの土地について、こっちの土地はこういう点が気に入らない、こっちの土地はこの点がよくないと、ぐずぐず不満を述べていた。するとＤハウスの営業部長がテーブルの上に千葉市・若葉区の巨大な地図を広げた。千葉市は六つの区から成り立っており、ぼくが住むのが若葉区だ。若葉区は84㎢と市内最大の区で、東京23区で最大の大田区（約62㎢）や、２番目の世田谷区（約58㎢）よりはるかに広い。

部長さんはちょっとイラッとしたように「じゃあ、どこがいいんです？」と聞いてきた。

そう言われてもこれだけ広いと、どう判断したらいいのか分からない。ぼくら夫婦は身を乗り出して地図を覗き込んだ。そのとき、妻が言った。

「ここ！　ここに空き地がある。ここがいい」

妻は人差し指を地図の１か所に突き立てた。住宅街の中にある広い土地だった。

Ｄハウスの営業部長さんがぼそっと言った。

「あ、オレ、ここの地主、知っている」

こんな展開あるのか？

「オレ、地主さんを説得するから少し時間をください。この場所に決めましょう」

結局、ここが現在のぼくのクリニックである。妻の直感がこの土地を選んだのだ。ちょっと間の抜けた話だが、開業してから気づいたのだけど、この土地の数軒先にあるアパートにぼくら夫婦は住んでいたことがあった。まだ子どもが生まれる前の新婚時代だ。ぼくらは原点に戻ることになったのだ。

ぼくはつくづく思った。人生の岐路に立たされたとき、安易な妥協をしてはいけない。時間切れ寸前まで待っていれば、もっといいことがあるかもしれない。さんざん足掻いて開業の道を選んだのだから、土地選びも最後まで足掻くのが正解である。焦る気持ちを押しとどめて足掻いていれば、運が舞い降りてくることもあるのだ。

しばらくしてDハウスの営業部長からメールで連絡が入った。地主さんがOKを出してくれたという。話を詳しく聞いてみると、その土地はおよそ１１５０㎡（３５０坪くらい）あるという。クリニックと門前薬局を建てても、車を22台も停められると分かった。それは広い！

そうなると心配なのは、駐車場の家賃である。ところが、この業界のルールによると、駐車場が広かろうが狭かろうが、支払う家賃はクリニックの坪1万円、55坪分だけらしい。つまり広い土地を使って建て貸しでクリニックを運営するのは、大変ラッキーということになるのだった。この土地に決まって妻も大喜びだった。

住民から反対の声

Dハウスの営業部長から「大事な話があるから会社まで来てほしい」と週末に連絡があった。訝《いぶか》しがりながら日曜日に妻と出かけると、営業部長は意外なことを言い出した。350坪の土地は長方形で、短い2辺に車の出入り口が作られる予定だ。この2辺には、5mくらいの道路を挟んで一軒家の住宅がずらりと並んでいる。Dハウスがこの土地にクリニックを建てることを住民のみなさんに説明したところ、反対の声が続々と上がったというのだ。

「え、なぜですか?」

ぼくの心臓がズキンと痛んだ。営業部長が答える。

「クリニックができると、車の通行が増える。自分の家の前を車が通るのがイヤなんだそうです」

「そ、そんな……そんな理由なんですか？　じゃあ、この話はなしですか？」

「いや、なんとか説得します」

「……別にいかがわしい店を作るわけじゃないし。地域の医療に貢献できるし、公益性もあるわけですよね。もともとあの土地は雑木林ですよ。ゴミの不法投棄もあって夜も暗い。クリニックができた方が地域にとっていいじゃないですか？」

ぼくは心底嫌な気持ちになって、不満を口にした。近所から歓迎されないなんて悲しい。あんなに喜んでいた妻が可哀想だ。

「きちんと話して説得すれば大丈夫ですよ。私らはこういうことは何度も経験していますから」

「せっかく気に入った土地です。ぼくらはやましいことをしようとしているわけではないので、なんとかお願いします」

そう言ってぼくは営業部長に頭を下げた。

その後、部長は地道に地域を回ってくれた。反対する人を一人ずつ説得して、どうにか全員から了解を取り付けることができた。いや、最後まで心の中では反対の人がいた可能性もある。反対することには道理がないので、しかたなく了解しただけかもしれない。ぼくはやっぱり地域から歓迎されていないと思うと心が痛んだ。

近隣住民との妥協案として、クリニックの出入り口の間口を当初の計画より少し狭くすることになった。それに一体どういう意味があるのかぼくには理解不能だったが、間口を狭くすれば車の流れが小さくなるというのが妥協案の理屈だった。

だがぼくはこの解決方法を未だに根に持っている。出入り口が狭くなったことで、ブロック塀に車をぶつける人が開院後（から現在に至るまで）何人も出たからだ。うちの塀の被害はどうでもいいが、車に傷がついた患者家族には本当に申し訳ない気持ちでいっぱいである。ともあれ、クリニックは建設に向かって動き出した。

設計図も自分で

では次にやることは設計だ。え、設計は建築士さんに任せる？　いやいや、そんなおもしろいことを人に任せるわけがないでしょ。ぼくは毎晩パワーポイントを開いて、図面を引いた。

この配置はどうかな？　こうした方がいいかな？　廊下の幅と診察室の広さは大学病院と同じがいい。大学病院の廊下の幅と診察室の広さはちゃんとメジャーで測ってある。

こうしてぼくはA案からG案まで七つのプランを作った。妻と相談を重ねてみると、やはり最終案のG案が一番良かった。

G案を持ってDハウスのオフィスに行くと、建築士さんがきょとんとした顔になった。

「先生は、こういう仕事をした経験があるんですか？　ない？　自分で図面を書いてきたお医者さんに初めて出会いました」

建築士さんはぼくの図面をほぼ100％そのまま正式な図面に起こしてくれた。こうして開業を決意してから7か月、2005年11月に建築が始まった。その間、ぼくにはやることが山のようにある。箇条書きで書き出してみよう。

・机や椅子、ソファなどの内装
・クリニックのロゴを作って、ロゴの入った診察券や看板の作成
・超音波検査器械やX線撮影装置、血液検査の測定器などの医療機器
・税理士事務所との契約
・電子カルテ
・門前薬局さんを探してお願いすること

・スタッフを雇うこと。そのための広告

結論を先に書けば、スタッフを雇用するための面接以外は、Rリース社のGさんがすべてお膳立てをしてくれた。必要な業者はすべてGさんが紹介してくれた。それも1社だけでなく、数社を紹介してくれて、同時にプレゼンしてもらったりした。コンペのようであり、相見積もりにもなったので、安心感があった。

開業にあたって必要書類を保健所などに提出するのも、ぼくは指示に従っただけだった。つまりGさんの仕事は、お金を貸すだけではなくて、開業コンサルタントとしてぼくの開業を成功に導いてくれることにあるのだ。考えてみればそれはある意味当然で、ぼくが開業に失敗したらRリース社は貸し倒れになる。

つまりぼくが開業医として成功すれば、ぼくの周りにいる人たちはみんな利益を上げられるというわけだ。大家さんとは20年契約を交わし、敷金として1坪あたり12万円、つまり660万円預けることになっている。

そして冷静に考えれば、家賃を毎月55万円で20年間というのは、総額で1億3200万円である。さすがに、クリニックの建築費はこんなにかかっていないはずだ。大家さんだって土地を遊ばせておくよりも、毎月確実に家賃収入が入るクリニックを建てて貸す方が、はるかにいいに決まっている。

クリニックを建てるDハウスも収益を上げるし、内装・備品から医療機器まで、関連する会社はすべて収益を上げる。クリニックにたくさん患者が来れば、薬局さんも潤うし、医療器具や薬剤をクリニックに卸してくれる問屋さんも利益を上げられる。そうか、ぼくは鵜飼の鵜みたいなものか！

5　30人の教授に決意の手紙

大切な電子カルテ

前章で、開院に向けて着々と準備を進めたことを書いた。いや、実際にはRリースのGさんが、開業コンサルタントとしてすべてやってくれたので、ぼくは何もやらなかったとも言える。しかし、開業するにあたって自分自身の手でやらなければいけない大事な仕事があった。それは電子カルテのテンプレート（症状別のひな形）を作ることだ。

電子カルテを販売している会社は実に多い。ベンチャー系から大手の企業まである。どの会社を選ぶかは、今後のクリニックの運営を左右すると言ってもいい。Gさんに数社の営業スタッフと引き合わせてもらい、ぼくはいくつもの電子カルテを見た。どの会社もそれぞれ使い方に工夫を凝らしてあった。慣れればどれでも同じともいえるが、やはり現在大学病院で使っている電子カルテと雰囲気が似ているものがいい。

迷いに迷ってＦ通の代理店の会社の電子カルテを使うことにした。ベンチャー企業の物を採用しなかった理由は、信頼感である。もし、倒産でもされたら大変なことになる。Ｆ通の代理店ならば、おそらく倒産しないし、アフターケアがしっかりしていることも説明からよく分かった。

そうと決まれば、ぼくがやるべき仕事はテンプレート作りである。ぼくは毎晩、愛機ｉＭａｃの前に座り、パワーポイントで次々とテンプレートを作っていった。

✓鼻水・咳
✓嘔吐・下痢
✓皮膚症状
✓喘息

などなど、全部で16種類。それぞれ、ＳＯＡＰの４枚のシートを作る。

ＳＯＡＰとは、Ｓ（Ｓｕｂｊｅｃｔｉｖｅ＝患者の主観的情報・訴え）、Ｏ（Ｏｂｊｅｃｔｉｖｅ＝客観的情報・所見）、Ａ（Ａｓｓｅｓｓｍｅｎｔ＝評価・診断）、Ｐ（Ｐ lan＝計画・治療）である。

世間の人は、医者というのは汚い字で患者さんから聞き取った話をカルテに殴り書きしていると思っているかもしれないが、そうではない。S＋O＋A＋Pの4項目をきちっと整理しながら記載していくのが、カルテを書くときの基本である。

さらに乳児健診、1歳6か月児健診、3歳児健診のテンプレートも作成する。血液検査や尿検査、そして超音波検査やX線検査の結果を書き込むテンプレートも作成した。これをしっかり作っておけば、患者家族から聞き取ったことや検査結果を、チェックボックスかプルダウンメニューでカルテに記載していける。

次は約束処方だ。つまり「お決まり」の処方のメニューである。小児の場合、薬は体重別に処方するので、これが少し煩雑になる。鼻水・咳に対する処方も、6kgから始まり、2kg刻みで増やしていく。さらに粉薬とシロップの両方を作る。25kgを超えた子どもには錠剤の処方になる。

発熱・熱性けいれんの処方を作り、胃腸炎の処方を作り、喘息の処方を作り、とびひ・中耳炎の抗生剤の処方を作り、花粉症の処方を作る。インフルエンザの約束処方も作ったし、漢方薬の処方も作った。

こうしたテンプレートのファイルをF通の代理店さんに渡すと、それをすべて電子カルテの中に取り込み、その通りの画面を作ってくれる。

約束処方を含めて、うちのクリニックで処方することが予測される薬をすべてリストアップして、薬局さんにリストを渡す。薬局さんとは緊密な連携が重要だ。

ホームページに論文一覧

これで大体目鼻がついた。スタッフ集めも順調にいった。大学病院からは、一人だけスタッフを採用した。いや、三顧の礼を尽くして来てもらった。小児外科病棟で働いていたクラークさんである。仕事ができて、医療事務の資格も持っていて、おまけにハッとするくらい綺麗な人だった。

看護師も事務スタッフも新聞の折り込み広告で募集したところ、すぐに続々と応募が来た。オープニングスタッフというのが魅力なのかもしれない。広告の出し方は例によってRリース社のGさんに教えてもらった。特に事務スタッフは20通くらい応募の手紙が来た。書類選考と面接を経て最終的にスタッフを決定した。看護師は妻を含めて3人、事務も3人という体制だ。

今の時代、ホームページを作っておくことは必須である。残念ながら、当時Ｍａｃではホームページを作ることができなかった。ぼくはＭａｃしかいじったことがないので、Ｗｉｎｄｏｗｓの使い方がまったく分からない。それでも最低限の操作法を勉強し、ホームページ・ビルダーというソフトでホームページを作った。

ホームページを作るにあたってクリニックの案内を書くだけでなく、ぼくにはどうしても書いておきたいことがあった。それは、ぼくの大学時代の臨床経験と業績である。

開業医のホームページにこんな情報は不必要なことは分かっている。でもぼくは自分の業績に誇りを持っていたし、それを忘れたくなかった。だから、英語論文の一覧表をホームページに載せて、インパクトファクターの数値も添えた。どうだ、こんなにインパクトファクターの高い開業医はそうはいないだろう？　え、一般の人にとってはどうでもいい？　はい、その通りです。

でもホームページの重要さについては章を改めてまた書きたい。新たに開業・起業する人にとってホームページは絶対的に重要である。これはいくら強調してもいい。お金をかけるべきだし、妥協してはいけない。

ついにクリニックが完成

２００６年３月になって、クリニックが完成した。立派な建物だ。平屋だけどかなりの高さがある。55坪という建坪は相当大きい。感慨深かった。

ぼくは身の回りの整理を始めた。大学病院と研究棟のぼくのデスクの隣には、壁一面を埋め尽くすように論文のコピーのファイルが書棚に収められていた。少し迷ったが、それを日曜日に大学病院に行って、半日がかりですべてシュレッダーにかけた。ああ、本当に大学を辞めるんだなと思った。ちょっと、いや、かなり切なかった。

退職にあたって変な噂（たとえば、教授とケンカしたとか）が飛ぶとイヤなので、全国の小児外科の教授先生たち、およそ30人に手紙を書いた。

その手紙には、自分は病気を患い、しかたなく開業医になることを淡々と綴った。そして自分のやり残した仕事として、若い小児腫瘍科医を育成することと、小児外科の専門医制度をしっかりとしたものにすることが不十分だったと反省の弁を書いた。

最後に、開業医に転身する想いをこう書いて手紙を締めくくった。

5　30人の教授に決意の手紙

決して、消極的な気持ちではなく、「ここに陸果てて海始まる」の心境で第二の人生へ漕ぎだしたいと思います。
と同時に、クリニックを開業することは私にとって目的でもゴールでもありません。クリニックをしっかりと走らせて経済的な基盤を作った後は、さらに第三の人生を模索するつもりでいます。それが具体的に何なのか今は分かりませんが、自分にしか出来ない仕事をまたきっと探し出したいと思います。

しばらくして各地から続々と返信の手紙が届いた。ぼくの体を労ると同時に、これからの人生を励ましてくれる言葉の数々だった。この数十通の手紙は今でも院長室の机の引き出しの中に大事にしまってある。

こだわった院長室の机

2006年4月1日、ぼくは鍵を受け取ってクリニックの中に足を踏み入れた。これが新しい自分の城だ。広いし、明るくて、暖かい感じがして、開放感があった。特に待合室は屋根の高さにまで吹き抜けたような空間になっていた。
連日、続々といろいろな物品が運び込まれる。今、手帳を読み返してみると、4月〇

○日に電子カルテとか、○○日に待合室のソファとか書いてあるが、どうしたわけかその光景を思い出すことができない。ただ一つのシーンだけを明瞭に憶えている。それは院長室の机と本棚を妻と二人で組み立てている場面だ。

机はウォールナット製のL字型をしたかなり高価なものを思い切って買った。自分の城の中のさらに本拠地である。そこには最高の机を置きたかったのだ。大きさも相当あり、二人がかりで2日間かけてようやく組み上げた。冗談を言い合いながら賑やかに組み立てていたが、最後の方はなぜか二人とも無言になって黙々と作った。

完成したとき、西日がウォールナットにあたって眩しく光った。夫婦で力を合わせて作り上げたのがうれしかったし、達成感があった。そしてこの机の圧倒的な存在感が、何かが始まろうとしているのだと予感させてくれた。光る机を見て、気持ちが高揚した。

さて、5月6日と7日の内覧会を前にして、患者の受診受付けから、診察、会計までの流れを練習することにした。製薬会社の営業さんに協力していただき、模擬患者になってもらった。実際に電子カルテを動かしてみると、分からなくて手が止まってしまう場面が多々あった。そのつど、電子カルテ会社の営業さんに助けてもらった。結局8人の模擬患者を診るのに2時間もかかった。ちょっと不安を残した。

内覧会の日は雨だった。だけど、驚くほどたくさんの人が来てくれた。常にクリニック内には10人以上の人がいて賑わった。

若葉区みつわ台という土地は、周囲に小児科がないわけではない。最短では徒歩3分くらいのところにベテランの小児科の先生がクリニックを構えているし、10分くらい車で行けば、「内科・小児科クリニック」が四つほどある。だからこれだけ多くの来院者を迎えるのは想定外だった。友人もたくさん駆けつけてくれた。クリニックの中は胡蝶蘭でいっぱいになった。母校の小児外科教室からは何も届かなかったことにはちょっとがっかりしたけど。

開業初日の患者数は……

5月8日、月曜日、クリニックが開院した。朝から少しずつ患者さんがクリニックにやってきた。開業するにあたって、前職の病院で診ている患者をクリニックへ連れてくるという話をよく聞く。しかしぼくはそれをしなかった。ゼロから出発したかった。

開業初日、27人の患者が来院した。たった27人だったけど、夕方の診察終了時刻を大幅に超えた。どこの馬の骨とも分からないぼくのクリニックに27人もの患者さんが来てくれたのは、本当にありがたかった。この日は心地よく疲れた。

その後、患者は少しずつ増えて、ぼくたちの診療も少しずつスピードが上がっていった。秋には1日に80人の患者がくる日もあった。12月には来院数が１００人を超える日もあった。開業前にRリース社のGさんが、来院患者数の予測表を作ってくれていたが、ぼくらのクリニックの立ち上がりはそれよりはるかに早かった。

「順調ですね」

Gさんが、自分のことのように喜んでくれた。ぼくもうれしかった。

6　開業医になって驚いた

開業初日に麻疹患者

開業した年はいろいろなことに驚かされた。今でもときどき驚くことはあるが、やはり1年目はいろいろな意味で無知だったために驚くことが本当に多かった。

ぼくの友人の開業医は、開業した初日の1番目の患者が髄膜炎だったらしい。それも全身状態が悪化している子どもだった。その先生は髄膜炎の診断をすぐにつけて救急車を要請して、患者を大学病院へ送ったという。

それはかなり痺れる話だ。まずは、普通の風邪の子から来てくれて、流れがうまく作れた段階で難しい患者にきて欲しいというのが開業医の本音である。

ぼくの開業初日、1番目ではなかったけれど、午前中にちょっと診断のつかない子が受診した。小学1年の女の子だった。症状は鼻水・咳といった感冒症状、それからやや長引く発熱があった。診察をしてみれば特に大きな所見はないのだけれど、問題は彼女の全身に出ている発疹だった。発疹は赤いようなやや茶色いような、大きさが揃っていなくて、なんとなく「汚い」印象だった。

こういう発疹を以前に見た記憶があったが、それがいつのことで、どういう診断だったのか思い出せない。風邪に伴って皮疹が出ることはよくあるし、特に夏風邪はそういう傾向があるので、何かちゃんとした病名のつくものではないかもしれない。

ただ、お母さんが非常に心配していることと、その子が熱で消耗していることが気になった。もう少し様子を見るか、それとも大学病院に紹介状を書くか？　そのときぼくは、自分が大学病院で働いていたときに、感染症のことでいつもお世話になっていた千葉市立青葉病院の小児科の部長先生の存在を思い出した。女の子と母親には少し待ってもらい、ぼくは院長室に引っ込んで電話をかけてみた。部長先生は気安くぼくの相談に乗ってくれた。

「うーん、少し経過を見ていいような気がするけど……ただ、千葉市では今、麻疹《ましん》（はしか）の患者の報告があるんだよね」

それか！　あの、曰く言い難い独特な皮疹は以前に診た麻疹のそれだ。ぼくは部長先生にお礼を述べて、その女の子と母親を隔離診察室へ入れた。現在だったら麻疹はPCRで診断をつけることの方が多いかもしれないが、このときぼくは、採血で麻疹ウイルスに対する抗体価を調べた。お母さんには麻疹に特別な治療法はないことを説明して自宅安静をお願いした。なお、コプリック斑という麻疹に特徴的な頰の粘膜の所見はなかった。

それから3日して親子が再診。検査センターからは採血の結果が戻ってきており、やはり診断は麻疹だった。この時点で女の子はすでに快方に向かっていた。1歳のときに麻疹ワクチンを打ったので、ある程度免疫があったようだ。

結局この年のこの時期、日本全国で麻疹が流行した。厚生労働省は、1歳のときの1回の麻疹ワクチンでは麻疹の流行を抑えられないと判断し、年長さんにも2回目のワクチンを打つように制度を変更した。

開業すると不可欠とも言えるのが医師会への加入だ。RリースのGさんの勧めもあり既に加入手続きを済ませていたが、この開業初日はまだ医師会からいろいろな医療情報が届いていなかった。その後（から現在に至るまで）、医師会から毎週のように医療情報がファックスで届く。麻疹は1例でも発生すればすぐに医療機関に周知されるので、今なら麻疹の判断に迷うことはないだろう。

しかしこのとき、麻疹の院内感染が起こらなくて本当によかった。もしそんなことになっていたら、クリニックは出足からつまずいていただろう。それを考えるとゾッとする。

開業当初、こうして分からないことを専門の先生に電話で質問することが何度かあった。万能の医者はいない。無知の知は大事である。そして謙虚に先達に頭を下げて教えを乞うことも大事である。

「風邪」の中に多くの喘息が

驚いたといえば、喘息の子どもが多いことに驚いた。「うちの子、風邪なんです」と言って受診する子の中に相当数の喘息の子が交じっていた。「今まで喘息とお医者さんに言われたことはありませんか?」と尋ねても、ほぼ全員が「ありません」と答える。この地域では喘息が見逃されていたのだろうか? 毎日数人の子に喘息の診断をつけた。

喘息の発作を起こしている子に対して行う処置は、インタール(アレルギー止め)・ベネトリン(気管支拡張剤)液を含んだネブライザーである。ネブライザーとは、薬液を霧状にして気管支や肺の中に送る医療機器だ。毎日何人もの子にネブライザーを行い、梅雨に入ると廊下にネブライザー渋滞ができた。

幸いなことに、ぼくはスタッフ採用のときに、千葉県こども病院の喘息病棟で働いていた看護師さんを雇っていた。彼女がてきぱきとネブライザーの処置を進めてくれて、乳児には痰の吸引もしてくれたので本当に助かった。いい人を雇ったものである。

喘息とはアレルギーによる気管支粘膜の慢性炎症である。発作性に起きる気道狭窄《きょうさく》によって呼気性（息を吐くとき）の喘鳴《ぜんめい》（ゼーゼー・ヒューヒュー）で呼吸困難をくり返す疾患だ。従って診断は聴診器一本でつける。

ぼくは咳をしている子が受診するたびに、これって風邪？　それとも喘息？　と思いながら診察していた。小児科医が聴診器を子どもの胸に当てるのは、風邪と喘息を見分けるためなんだなと思った。それくらい、開業当時は喘息のお子さんが多かった。

「朝一回くしゃみをしたんです」

それとは逆に軽症の子が多いことにも驚いた。普通の風邪の子が受診する分には何も困らない。鼻水と咳があって、38度くらいの熱がある。こういうお子さんを聴診して胸の音がきれいであれば、感冒薬と解熱剤を処方し、「家でよく休んでください。無理しちゃダメだよ」と説明して終わりになる。

ところが、「うちの子、朝に一回くしゃみをしたんです。早めに診てもらおうと思って」と言って来られると、言葉に窮する。「今はどうですか？」と尋ねても「何もありません」との答えが返ってくる。本音としては「じゃあ、家でのんびりしていたらどうですか？」と言いたいところなのだが、それでは診療が30秒で終わってしまう。

聞くところによると、開業医によっては「風邪っぽい」患者がくると、鼻水止め・痰切り・咳止め・気管支拡張剤を患者の症状に関係なく、どさっと出す先生がいるらしい（その後、実際、そういうお薬手帳の記載を何度も見た）。しかしぼくにはいくらなんでもそういうことはできない。不要な薬は飲むべきではない。特に小児の場合はそうだ。

風邪とは何かとか、風邪にとって風邪薬の意味は何かとか、早めに薬を飲んで何がいいのかとか、そんなことについて時間をかけて説明していくと、結局普通の風邪の子の診察よりも3倍くらい時間がかかる。で、結局薬は処方しない。

こういうとき、お母さんはどう思うのだろうか？　「せっかく早めの受診と思って来たのに薬も出さないで！」と不快に思っているのだろうか。でもぼくは敢えて言いたい。

処方する薬が少ないほど、説明が長いほど、それはいい医者であると。

これ「お医者さんごっこ」では？

もっと軽症の子も来た。その患者は3歳の姉と10か月の妹だった。お姉ちゃんは普通の風邪で、妹さんは気管支炎で胸がゼロゼロしていた。この姉妹はしばらくうちのクリニックに通っていた。

ある日、まず先に妹さんの診察をした。ゼロゼロがまだ残っていたので、ネブライザーを吸入してもらうように説明した。次はお姉ちゃんを診察することになった。ずいぶん元気そうになったように見えたので、ぼくはお母さんに聞いた。

「お姉ちゃん、どんな具合ですか？」

「ええ、それが、もう治りました」

「……じゃあ、今日はどういう理由で？」

「すみません。この子も胸の音を聴いてほしいって言って。すみません」

そう言ってお母さんは頭を下げる。もう受付けは済んでいるので、聴診しないわけにはいかない。で、聴診する。

お姉ちゃんがぼくに聞く。

「どーですか？」

「……」

「どーですか？」

「……正常です」

お母さんが椅子からガバッと立ち上がって「すみません」とまた頭を下げた。いやあ、これもかかりつけ医の仕事のうちなのかもしれない。我ながら気恥ずかしい。これでは、お医者さんによるお医者さんごっこである。看護師さんがとなりでニコニコ笑っている。ぼくも照れ笑いになってしまった。


「鼻血が止まりません！」

軽症のつながりで書くとこういうこともあった。開業して1か月くらい経った頃、お母さんが血相を変えて診察室に飛び込んできた。開口一番こう言う。

「先生、大変です。うちの子、鼻血が止まりません！」

ぼくは反射的に（ついに来たか！　血液疾患、もしや白血病か！）と思った。

だが、よく見てみるとその子は鼻血を出しておらず、鼻の穴に詰め物もしていない。元気だし、顔色もいいし、どこが悪いのかよく分からない。で、ぼくは聞いてみた。

「お母さん、鼻血ってどういう具合なんですか？」

ぼくは子どもの体に皮下出血や紫斑がないか隈なく見ていた。お母さんの答えはこうだった。

「昨日の夜、この子、鼻血を出したんです。それでハナをかんでもかんでも鼻血が出てくるんです。え、今ですか？　止まってますよ」

それを聞いて力が抜けてしまった。そうか、一般のお母さんたちは鼻血の止め方を知らないのか。

「鼻血が止まらない」という訴えは今でもよくあるが、ハナをかんだけど止まらなかったと言われたのはこのときだけだった。

「お母さん、鼻血はね、かむんじゃなくて、鼻をつまむんです。5分つまんでください。その後、ティッシュペーパーを1／4に切って丸めて鼻の穴に詰めてください。その状態でさらに3分つまんでくださいね。絶対に止まりますから安心してくださいね」

ぼくが幼年期だった昭和40年代はどこの家庭にも薬箱があったように思う。うちにもあった。いくつかの内服薬のほかに、ピンセット・綿球・オキシドール・ヨードチンキ・ガーゼ・包帯が入っていた。ぼくの父は高学歴の人間ではなかったけれど、鼻血はもちろん、簡単な外傷の処置もやっていた。

今の時代のお父さん、お母さんは「子どもを天才に育てる育児書」みたいなものは読んでいて、知識は豊富に持っているように見えるけど、こういうベーシックな生活力は弱いような気がする。

しかしそれを嘆いてもしかたない。かかりつけ医とは、なんでも相談できる医者のことであるのだから、どんな些細なことで受診しても構わない。患者家族が嫌がる医者の言葉は次の二つと聞いたことがある。

「こんなにひどくなるまで放っておいて!」

「こんなに軽症なのに来るなんて!」

一般の人に患者の重症度は判定できない。ぼくはこうした言葉は絶対に言わないようにしている。鼻血の一件は驚いたけれど、丁寧に止血の方法を教えたつもりだ。ちなみに鼻血問題は、開業して16年経ってもしょっちゅう経験する。
こんな調子で開業当時は驚くことのオンパレードだった。

7 「この子、死ぬんじゃないか？」救急車に同乗

最も死に近づいたケース

前章では開業してみると、軽症の患者さんが多かった話をした。だがもちろん重症の子どもも来る。ぼくが診た患者が最も死に近づいたケースは、やはり開業した年の梅雨の終わりだった。

その日の夕方にやって来た1歳の女の子は、発熱と鼻水、咳があって受診した。これまでに風邪で2〜3回診ている子だ。胸に聴診器を当ててみると、ゼーゼーと呼気性の喘鳴がある。ただ、吸気（息を吸うとき）のときにもわずかにクークー音を立てていた。風邪をきっかけにした気管支喘息だろうと考え、ネブライザーを吸ってもらった。その音とネブライザーの霧が怖いのであろう、女の子は大泣きになった。

処置が終わって聴診をしてみるが、全然胸の音は改善されていない。何の効果もない

というのは珍しい。

「お母さん、あと30分待合室で待っていてください。もう1度聴診して必要なら、もう1回吸入します」

その間、何人か診察をした。そして30分近く経ったところで女の子を診察室に入れた。さっきと様子が違う。女の子は涎を垂らし、顎を突き出している。呼吸するたびに鼻の穴が開き、キューキューした音が聴診器を使わなくても聞こえてくる。

ぼくは焦って聴診器を胸に当てた。呼気性の喘鳴も聞こえるが、吸気に合わせてキューキュー・ヒューヒューと音がする。聴診器を外すと女児は、オウッ、オウッと続け様に咳をした。

（これはクループだ！　ウイルス性じゃない。急性喉頭蓋炎《こうとうがい》だ！）

この当時は、ヒブワクチンがまだ日本に導入されていなかったから、細菌性（Hib＝ヒブ＝インフルエンザ桿菌《かんきん》B）による急性喉頭蓋炎があり得た。喉頭蓋というのは、食べ物が気管に行かないようにする蓋のこと。ここに感染が起きて腫れてしまうと、空気が気管に行かなくなる。

急いで看護師さんに酸素飽和度モニターを付けてもらうと、90％を切っている。

「お母さん、これはクループといって、喉が腫れて呼吸ができない状態です。最悪、窒息する可能性があります。救急車を呼んで入院させます」

お母さんは、びっくりした様子で「は、はい、とにかくよろしくお願いします」とたちまち青ざめた。

すぐに千葉市立海浜病院に電話を入れて入院をお願いし、救急車を要請した。海浜病院までは救急車を要請しても30分はかかる。問題は、海浜病院まで無事に到着できるかだ。

窒息する可能性があると言ったのは、決して脅しではない。呼吸停止になれば、命を取り留めても低酸素脳症になる危険もある。この子を救急救命士に任せてもいいだろうか。ぼくは救急車に同乗することを決めた。

救急ボックスを開けて、喉頭鏡と気管内挿管チューブを取り出した。喉頭鏡とは口を開けて声門が見えるように喉を展開する医療器具。声門の中に気管内チューブを挿入すれば窒息を免れる。子どもの挿管チューブの太さは、年齢を4で割って、その値に4を足したものを使う。1歳だから4・25㎜だ。それに近い内径4㎜サイズのチューブを使えばいい。

急性喉頭蓋炎の子どもに挿管するのは至難の業である。喉頭蓋が大きく腫れて声門が見えないからだ。挿管に手間取ると、喉頭蓋を突っついてしまい、さらに喉頭蓋が腫れて窒息することがある。したがって、第一選択は挿管ではなく、気管切開という意見もある。つまり喉を切開して直接チューブを入れるということだ。

ただ、ぼくは挿管に自信があった。子どもの全身麻酔を200件以上経験しているので、挿管も200回以上やっている。ほんのわずかでも声門が見えれば一発で決めることができるはずだ。

救急車のサイレンが近づいてくる。念のために、3・5㎜と3㎜のチューブも白衣のポケットに入れた。

待合室にはまだ患者が10名くらい待っていたが、ぼくはみんなに「あと1時間くらい待っていてください。無理な人は受付けをキャンセルしてください」と叫んで、女の子とお母さん、救急隊と一緒にクリニックの外に出た。夕闇の中、冷たい風が吹いていた。するとと、女の子のオウッ、オウッという咳が急に和らいだ。

(そうか、冷たい空気を吸ったから楽になったんだ。これは挿管しないで済むかもしれない)

救急車が海浜病院に到着し、ぼくは女の子の診察に付き添った。病院に着いた時点で呼吸困難はかなり改善していた。しかし喉のX線を撮影してみると、正面像では気管が尖塔のように狭くなっており、側面像では喉頭蓋が腫れてサムアップした親指のように見えた。やはり急性喉頭蓋炎だった。だが、もう心配はない。海浜病院の先生たちが治療してくれる。ぼくは救急車に乗せてもらいクリニックへ帰った。

戻ってみると、待合室には誰もキャンセルせず、全員がぼくを待っていた。こんなぼくでもいいのかと思うとちょっと感激した。その日は、受付け終了時刻の17時30分を大幅に過ぎて20時まで診療した。海浜病院に送った女の子は、その後、無事に退院した。

悲しい知らせ

直接看取ったわけではないが、不幸な転帰をとった子も経験した。生後1か月半の男の子だった。産院の健診で頭囲が大きいことを指摘されてうちを受診した。改めて頭囲測定をしてみると、確かに成長曲線の上限を超えている。大泉門（前頭部の骨の隙間）を触ってみると、やや大きく開いている気がする。様子を見るか、どうするか。ぼくは超音波検査をすることにした。

ぼくが研修医の頃、小児の脳神経外科とか小児の泌尿器科、小児の形成外科という学問はまだなかった。だから、小児外科医が全ての手術を行った。水頭症の手術もしたし、二分《にぶん》脊椎、口唇口蓋裂《こうしんこうがいれつ》、尿道下裂《かれつ》の手術もした。だから赤ちゃんの大泉門から超音波検査をやって脳の様子を観察することは日常的だった。

かなり歳月がたっているが、超音波検査ができる腕と目はまだ十分保っているはず。超音波のプローブを赤ちゃんの前頭部に当てると、水頭症であることが一目で分かった。先天性の水頭症は急いで治療しなくてはならない。すぐに千葉県こども病院の脳神経外科に電話して、この子の入院をお願いした。

診断の結果は頭蓋底の先天性脳腫瘍だった。予後は極めて悪い。返信でそれを知ってぼくは暗い気持ちになった。それから数年して、その子のお母さんが第二子を連れて、うちのクリニックを受診した。やはり、あの赤ちゃんは助けることができなかったと聞き、開業医になってもこういう悲しい知らせを受けることがあるのかと思い切なくなった。ただ、お母さんは、ぼくが赤ちゃんをすぐにこども病院へつなげたことに感謝している様子だった。

看護師の機転で再診

重症患者でもう一人忘れられない子がいる。この子は1歳になったばかりの男の子だった。開業してから2年が過ぎた2008年だ。季節は春。

男の子には鼻水が数日前からあり、今朝になって発熱したという。夕方近くになって受診した。診察してみると、やや痰がからんでいるものの、咳はほとんどなく、肺の音はきれいで診断を普通の風邪とした。感冒薬（去痰剤と気管支拡張剤）と解熱剤を処方して家に帰した。つまり、この時点でこの子はごく普通の患者だった。

翌日の夕方になってこの子のお母さんからクリニックに電話があった。「今日も熱があるので受診した方がいいでしょうか？」という問い合わせだった。電話を受けたのは医療事務のスタッフではなく、看護師だった。彼女は仕事のよくできる看護師で、ぼくが「3歳未満の子は、ただの風邪でも急変する」と普段から言っているのをよく頭に入れていた。彼女は「必ず診察を受けてください」と返事した。もちろん、こうしたやりとりがあったことは、ぼくは後になって知った。

お母さんの膝の上に座った男の子を見た瞬間、この子が呼吸困難になっていることがすぐに分かった。唸るように呼吸し、息を吸うと鼻の穴が大きく広がる。胸に聴診器を当てると雑音は聞こえなかったが、呼吸音がやや弱い。酸素飽和度を測ると94%。肺のX線を撮影するまでもなかった。この子は、肺炎である。それも軽症ではない。すぐに大学病院に電話を入れて入院のお願いをした。入院までの発熱期間は、わずか1日半である。

ここから先の経過は後になって大学の先生から教えてもらった。

X線を撮影してみると、左胸に胸水が溜まっており、肺が潰れている状態だった。診断目的に胸を刺してみると、膿まじりの胸水が引けた。膿を顕微鏡で観察すると、A群β溶血性連鎖球菌（溶連菌）と肺炎球菌が認められた。診断は膿胸である。つまり肺炎の最も重い状態で、胸の中に膿が溜まっている状態だった。すぐに抗生剤治療が始まった。

ところが男の子の容態はその後悪化する。膿胸が進行し、呼吸状態がさらに悪くなった。ＩＣＵ（集中治療室）で人工呼吸器管理となり、小児外科医の手によって胸の中にドレーンという管を入れて留置した。ドレーンを入れると２００㎖の膿性胸水が排液された。

これでやや小康を得たが、その後再び呼吸状態が増悪。X線ＣＴなどの検査を行ってみると、固まった膿で肺が押し潰された状態になっていた。内科的治療はもう限界だった。男の子は小児外科に転科になり、全身麻酔下に、胸腔鏡、つまりカメラを使った手術で、肺の表面にこびり付いた膿のかたまりを削り取っていった。これによってようやく肺が膨らみ、全治療期間3週間で男児は退院できた。

大学病院の小児科の先生に話を聞くと、1～2年に1例くらい、このような溶連菌による膿胸の患者に出会うらしい。毎回、治療は困難を極めるそうだ。

ぼくはふだん風邪の子に対して感冒薬を4～5日分しか処方しない。なぜなら子どもは変化が速いからだ。風邪は万病のもととはよく言ったもので、初めはみんなただの風邪なのである。そして風邪は肺炎に変化しうるし、こうして膿胸にもなる。くり返し患者を診るのは小児医療の基本のキであるが、ぼくが長期処方をしないことに不満を述べる親もときどきいる。

この子はあと1日大学病院へ送るのが遅かったらどうなっていただろうかと、今でも考える。電話に出た看護師が「昨日診たばかりだから、もう少し様子を見てください」と言ったらどうなっていたか。それを考えると小児医療は本当に怖い。成人の内科の先生や耳鼻科の先生はあまり子どもの風邪に手を出さない方がいいとぼくは思う。

この男の子は、実はその後うちのクリニックをかかりつけにしていない。膿胸のあとに3年くらいして一度風邪で受診したが、それっきりである。そのときも母親から特に感謝の言葉はなかった。転居したのかもしれないが……もしかしたら、ぼくが一度目の診察で膿胸を見逃したと思っているのかもしれない。そう思うと少し悲しい。

8　医局員と院長、どっちが楽しい？

「教授スタイル」は大失敗

「勤務医と比べて開業医はどう？　楽しい？」とはよく聞かれる質問だ。これにはなかなか一言では答えられない。仕事内容に関しては、6章で書いたようにものすごく軽症の患者が来ると、今でも上手に対応できないのが悩みだ。この章では仕事以外の面を中心に書いていこう。

かなり以前のことだが、ネットで医療情報サイトを読んでいたら勤務医と開業医へのアンケート結果が載っていた。診療上の悩みは何かという問いである。勤務医の悩みの1位はモンスターペイシェントの存在であった。うん、分かる。そして開業医の悩みのトップは労務管理だった。たしかに優秀なスタッフを常に抱えておくのは難しいことだ。

だが、ぼくはこの問題に関して非常に恵まれていた。まずオープニングスタッフを募集する段階から順調にいい人を集めることができた。20代半ばから30歳を少し過ぎた女性がクリニックに集まってくれた。後で分かることだがみんなよく仕事ができた。おまけに全員大変な美人揃いだった。ぼくは開業医仲間から「ありゃ、スタッフを顔で選んでいるな」とか「松永クリニックではなく、クラブ松永だ」などと冷やかされた。顔で選んだなどという事実は、ない。でも確かにクリニックはキラキラと華やいだ雰囲気だった。

ぼくはクリニックを運営するにあたり、スタッフに対してどう振る舞うか考えた。参考にできる人間は一人しかいない。それは、ぼくが仕えた大学病院の教授のスタイルである。細かくは書かないが、外科の教授は封建制度の頂点に立っていて、部下をきつく締め付ける。医局の規律を保つためだ。

最初はぼくも威厳を持ってスタッフに接しようとしたが、これは大失敗だった。ぼくは院長というだけでなく、給料を払う人である。ある意味で、大学の教授より立場が強い。きつい言い方をすると、スタッフが萎縮してしまうということがすぐに分かり、ぼくはたちまち態度を改めた。

考えてみれば、うちのクリニックはスタッフたちの努力で成り立っているようなものである。一転して「いつもありがとう」の精神でスタッフに接し、それは現在まで続いている。

だからなるべくスタッフとは飲み会の機会を持つように努力している。暑気払いと忘年会は可能な限りやった。そのうち、製薬会社の営業さんが事情を聞きつけて、会を設けてくれるようになった。２０１２年４月以降、営業さんの接待は業界の自主規制で「禁止」になっているが、それまでは日常的に行われていた。

がっちり働いて、信頼できる仲間とがっつり酒を飲むのは本当に楽しい。酒席でぼくはいつもあまり喋らず、スタッフが楽しそうに話しているのを眺めている。それがいい。このコロナ禍が早く終息して、また宴会をやりたいものだ。

晩酌ができる……

酒といえば、そもそも大学病院に勤務していたときは、１年に１度の忘年会のとき以外、酒を飲むことができなかった。夜間に緊急手術で呼ばれることがしょっちゅうあったからである。小児外科というのは、ある意味で緊急手術（それも新生児の手術）をすることに存在意義があった。だから当然酒は飲めない。

開業医になってよかったことの一つは、毎晩酒が飲めることである。これは天国である。ぼくの父親はアルコール依存症だったせいか（正式には診断されていないが明らかだった）、ぼくも酒が非常に好きである。

量はそれほど飲まないので、次の日に差し障りが出ることや、人に迷惑をかけることはない。今もこうして飲酒のあとに原稿も書けているので、ぼく自身は依存症ではないだろう。だけど、知的アクティビティーが飲酒のせいで下がっている気がしないでもない。

何年か前に、ぼくの後輩の神戸大学の教授から、「お酒をやめてみたらどうですか」と、禁酒の勧めを説かれたことがある。その教授は酒を断《た》ってから頭がクリアになり知的生活ができるようになったという。ぼくはその言葉で一瞬禁酒を考えたが、やはり酒はやめられなかった。開業医になってせっかく手にした「権利」を手放したくないと思ってしまったのだ。

開業医の働き方は、大学の小児外科医と違ってメリハリがない。毎日、それも朝から夕方まで外来診療である。患者が多いときは診療に集中できるが、患者が途絶えた夕方は、家族の顔が頭に浮かび、空腹がアルコール欲しさの誘い水になる。これではまるで一日の労働が晩酌のためにあるようなものではないか。ま、ぼくはソフトな依存症かもしれない。親が親なら、子も子である。

年間100冊読む

読書についても触れておこう。ぼくは毎日、本を読む。これは小学生の頃からの習慣だ。激務だった大学病院時代でも読書を欠かした日はない。当直の夜は当直室で本を読んだ。そして、開業医になってからはさらに読書量が増えた。

患者が途絶えたときも読むし、昼休みも読む。もちろん、帰宅後に夕食と晩酌が終わるとたっぷり時間があるので、本を読む（音楽を聴くこともあるが）。ジャンルはほぼノンフィクションのみで、年間に100冊くらい読む。100冊というとどれほど書籍代がかかるのかと思われるかもしれないが、1冊平均1000円として、たったの10万円である。大したことはない。ありがたいことに、年に数回書評の原稿依頼もある。

だが、いずれにしても勤務医を続けていれば、ここまでたくさんの本を読むことはできなかったはずだ。本を読む時間が増えたことも開業医に転身してよかったことの一つだ。

「『できません』と言うな」

さて、ストレスからの解放はもう一つあった。それは、もう教授に叱られなくなったことだ。大学時代、とにかく教授にはよく叱られた。年がら年中、朝から晩までという感じである。教授からはいろいろなことを命令されたが、忘れ難いのは次の命令。

「『できません』と言うな」

これには参った。常識で考えればできないことを命令しておいて、「できません」と言ってはいけないのだから、これはキツい。

理不尽に怒られることの例は枚挙にいとまがない。うちの医局には「若手がヘマをやったら、指導教官が叱られる」という鉄則があった。ところがこういうルールはときを経て形骸化し、単なる様式になってしまう。

ぼくは43歳のときに、新人医局員の症例報告の論文の面倒をみていた。珍しい疾患を小児外科で治療したので、新人医局員がその患者の治療経過を論文にまとめることになったのだ。そしてさらに、教授の命令でその新人は、治療の経緯を関東地方の研究会で発表することになった。

演題提出の締め切り日は医局のホワイトボードに書き出されていた。ところが、こともあろうにこの新人君は、演題提出をぶっちぎったのであった。医局始まって以来の不祥事だった。

早速、教授は助教以上のスタッフを教授室に集めた。この席で教授は「指導教官は誰だ！」と叫んだ。「はい、ぼくです」と返事をすると、「何をやっている！」と雷を落とした。

いや、それはないわ。43歳にもなって叱られたくない。それも、新人君が演題をぶっちぎるなんて予測のしようもなければ、指導のしようもない。そんなことを言い出したら、箸の上げ下ろしまで世話をしなくてはいけなくなる。さすがにぼくはふてくされて、教授に謝罪もしなければ口もきかなかった。

開業すると、こういう人がいなくなる。まるで青天井である。頭の上の重しが外れてスカーッと青空が広がっている。こんな開放感は当然ながら今まで味わったことがない。お山の大将というのは、実にストレスがない。

同僚がいないさみしさ

ただ、クリニックで医者をやっていると、当たり前だが自分以外に医者がいない。これは実に寂しい。ぼくは基本的におしゃべりな人間で、大学の医師室ではみんなによく話しかけていた。冗談で盛り上がることもあれば、エクセルの使い方を教えてもらうこともあれば、最新の医療情報の交換をすることもよくあった。あんまりぼくが話しかけるので、後輩の医師に「先生、ちょっとうるさいっすよ」とたしなめられたこともあった。

大学の人間が医学論文を読むのは重要であることは言うまでもないが、耳学問も重要である。「このあいだの学会で○○大学の○○教授はこう言っていたぞ」とか最新の情報は耳から入ってくる。開業医は知識のアップデートが課題であるが、耳学問がほとんどないことは痛い。

それにやはり医者同士で会話していると、専門的な会話ができるのでそのこと自体が楽しい。ふだんクリニックで仕事をしていると、一日働いて患者家族としか話をしないこともよくある。まあ、スタッフの若い女性たちからすれば歳の離れたおじさんと世間話をしてもおもしろくないだろう。

そういう意味で、開業当時に大学病院の後輩であるH医師からよく電話がかかってきたのはうれしかった（現在、彼は小児外科の教授）。電話の用件は、病棟のがんの子どもたちの治療方針に関する相談だった。小児がん治療についてディスカッションできるのも楽しかったし、後輩から頼りにされるのもうれしかった。「抗がん剤をもう1クール押してみようよ」とか、「今まさに手術するタイミングだよ」とか、そういう会話は実に有意義だった。

H医師からの電話は半年くらいするとパタリとかかってこなくなった。もう、ぼくのアドバイスは要らなくなったのだなと分かった。成長したということだ。嬉しい気持ち9割と、寂しい気持ち1割だった。

ぼくは今でも大学病院の小児外科の症例検討会に参加している。コロナ禍の副産物としてオンラインで会議に参加できるのは本当にありがたい。診断や治療に苦慮したケースに対して多数の文献を読みながら正解にたどりついていく過程は見ていてスリリングだし、治療の終わりにはものすごくカタルシスがある。これは開業医には絶対味わえない病院勤務医の醍醐味だと思う。

大学病院のある一人の医師が優秀というより、大勢の医師が集まって知恵を出し合うことで道が開けることがあるのだ。また、大病院でしかできない検査手段があることも利点である。症例検討会に参加すると、本当に勤務医が羨ましくなる。

東大小児外科のHK先生

さて、最後にもう一つ。開業してよかったことは、自分の時間を持つことができるようになったことだ。大学に在籍した19年間を振り返ると、年々自分の時間がなくなっていったように思える。どんな職業に就いていても、人間が成長する上で自分の時間を持っていることは極めて重要である。

ぼくが小児外科という世界で最も尊敬しているのは東大の小児外科の元教授であるHK先生だ。先生は（推測だけど）小児外科という学問に100％の力と時間を振り分けなかった。その分を、イタリア文化の研究とか銅版画を制作することに費やした。でもそうした多方面への興味や活力は小児外科医療に必ず生きてくる。人としての力の根が太く強くなるからだ。

小児外科の医局というのは、どこの大学でも少人数の集団である。その面々が同じ価値観と知識で医療を行うと、目の前の患者を助けるという点では力を発揮できるが、新しい発想で固定観念を覆すことや、今までにない道を切り開くことは難しい。したがって悪い意味で伝統に縛られることがある。変革を成し遂げることは大学病院では難しい。だから、若い医師には自分の時間を持って、それを思う存分使ってほしい。そして自分が所属している組織の外には、別の価値観が広がっていることを知って多くのことを学んでほしい。その学びが臨床の場に生きるはずだ。

ぼくは大学を辞めるときに、開業することは目的でもなければゴールでもないと言った。そして第三の人生を模索するとも。そのためには自分の時間が必要で、第三の人生はぼくにとって文章を書くことだった。本を書くようになったいきさつは、本書の後の方で述べていきたい。

9　医師会は「弱小圧力団体」？

医師会をめぐる誤解

開業医になると、医師会に所属するかどうかを考えることになる。一般の人は「医師会」＝「開業医の集まり」＝「圧力団体」と思っているようだが、そんなに単純な話でもない。本章では一般の人にはあまり馴染みのない「医師会」について、ぼくなりの考えをつづりたい。

ぼくは医学生の頃に、何かの本を読んでいて「医師会には適正配置委員会というものがあって、開業をするときは委員会の指示にしたがって、すでにあるクリニックの近隣には開業できない」みたいな文章を読んだことがあった。たとえば、徳田虎雄先生が率いる徳洲会病院は、当地の医師会とバトルを繰り広げているみたいな記述も読んだ。しかしこういったことは（少なくとも千葉市では）まったくない。

前に書いたが、ぼくのクリニックの近くには歩いて3分くらいのところに小児科クリニックがある。世代的にはぼくより2回りくらい上のベテランの先生が診療している。この近さはヤバいのではないかと思い、クリニックを建てる前にまず電話で挨拶し、開院直前には夫婦で菓子折りを持って挨拶に伺った。

でも先生は全然気にしておられず、「まあ、ぼくもいつまでもこの診療所をやりませんから、この地域の子どもたちをよろしくお願いします」と言っていただいた。結局、先生はその後、10年くらい診療所を続けた。

9　医師会は「弱小圧力団体」？

厚生労働省が公表している2020年の医師・歯科医師・薬剤師統計によると、全国の医師数は33万9623人。それに対して日本医師会に加入している医師は約17万人なので、加入率は50％強である。医療情報サイトm3．comの日本医師会会長（2021年当時）のインタビュー記事によると、「会員のうち半分強は勤務医」だそうだ。「医師会」＝「開業医」というのは誤りである。

では逆から見るとどうなるのか？　つまり開業医のうちどのくらいの割合で医師会に加入しているのであろうか。

2020年の日経メディカルのアンケート調査によれば、約90％が医師会に入っている。これはなかなかすごい組織率だ。東京では加入率がかなり低いという記事を以前に読んだ記憶があるが、今はどうなのだろうか。

会員は自民党を応援すべきか

「医師会」＝「自民党支持」みたいに世間に思われているが、これも完全には正しくない。確かに選挙前になると、「参議院では自民党の○○さんを応援してくださいね」と手紙が来る。自民党にとって日本医師会は強力な支援組織である。ただ千葉市に関していえば、人本位で推薦候補の応援を決めている。最近の例で言えば、千葉県知事・千葉市長の選挙は、自民系ではない候補を応援した。保守一辺倒ではない。

では、圧力団体という言い方は正しいのだろうか。ある業界の応援で議員になった政治家が、その業界のために力を発揮するのは当たり前ではないだろうか。こんなことは自民系であれ、立憲民主系であれ、共産系であれ、当然のことである。

れいわ新選組は、学生の奨学金をチャラにすると公約に掲げている。学生がれいわ新選組に投票し、当選議員が奨学金チャラに向けて尽力するのはむしろ義務である。これが民主主義だ。

では、圧力団体としての実力はどうかというと、これが全然大したことがない。ぼくは開業して16年になるが、診療報酬は（少しは上がったような新聞記事も読んだが）実感できるほどには上がっていない。先に述べたベテランの小児科の先生は「昭和の頃は、黙っていてもどんどん診療報酬が上がった」と言っていたことがあったが、それとはえらい違いである。近年は政府が医療費削減に躍起になっているから、医師の報酬が大きく上がるということはほぼ期待できない。

「医師会」＝「圧力団体」かもしれないが、正確には「弱小圧力団体」ではないだろうか。

だがこれはぼくだけの感想かもしれない。2022年6月まで日本医師会長だった中川俊男先生は、2期目の選挙に出馬しなかった。1期で会長を終えるのは過去40年前例がないそうである。なぜか。それは中川先生が政権とのパイプが細く、診療報酬改定で医師の人件費のアップがごくわずかに終わったことが原因だという。このため2期目の会長選に支持が集まらなかったそうだ。

現場で働いている身としては、診療報酬などほとんど変化がないように感じるが、やはり医師会の中では診療報酬アップに対する強い期待があり、それができなければ医師会長は続けられないようだ。「弱小」であってはならないと医師会自身は考えているわけだ。

会費42万円で得るメリット

医師会に入るためには、千葉市医師会・千葉県医師会・日本医師会の三つすべてに入らなければならない。さらに日本医師連盟にも加入する必要がある。この医師連盟が、まさに日本医師会の理念を具現化する政治連盟である。これらの団体に加入するためには、かなり高額な年会費を支払う必要がある。合計でなんと年間42万円。では、そのメリットは？

一番は情報である。毎週のように医療情報がファックスで流れてくる。特にコロナ禍になってからは、新型コロナに関する最新の情報がどんどん届く。医療従事者は優先的に新型コロナワクチンを接種してもらえるが、その手順も教えてもらえる。マスクや防護服の配給もある。コロナ第一波のときにこれは本当に助かった。あの頃は、われわれでもマスクを入手できなかった。

情報の伝達にはもう一つの流れがある。それは千葉市医師会の中の小児科医で作る小児科医会のメーリングリスト（ＭＬ）だ。ＭＬには、リアルタイムで届く患者情報がある。たとえば、○○区の△△幼稚園でインフルエンザの患者が1名でも出ると、それが情報としてすぐに伝わってくる。「あ、流行が始まったな」と思えば、発熱の子が来院すると症状がきつくなくてもインフルエンザの検査をやったりする。胃腸炎の流行とかマイコプラズマ肺炎の流行などもすぐに分かる。

診断や治療法をめぐってＭＬで相談することもある。前章で、「開業医は孤独だ」みたいなことを書いたが、医師会に入っていなかったら本当に一人ぼっちになる。欲を言えば、このＭＬでもうちょっと趣味の話とかができればいいのだが、そういう砕けた話題はほとんど出ない。もっと軽くてもいいのにと思う。

ただ、この小児科医会を通じてぼくにはリアルの友だちができた。千葉市の中央区と花見川区で開業している二人の院長先生だ。この二人とは大学病院で一緒に働いた時期があったが、友人というほどの関係ではなかった。医師会での再会をきっかけにして話をしてみると、非常に馬が合った。年に2回は会食を共にして、医療の話や趣味の話をしている。早くコロナ禍が明けてほしい。また一緒に飲みたい。

それから国民健康保険である。医師会に加入していると、国保が「医師国保」というものになる。スタッフに関しては、支払い金額がちょっとだけ安くなり、福利厚生に役立つ。ところが、ぼく自身に関しては別に安くならない。微妙である。

あと、学校医や当番医（夜間・休日）を務めることで患者を集めることに役立つという意見もある。ぼくも学校医をやっているが、貴重な体験をさせてもらってありがたいと思う面と、体力的にきついと思う面がある。集客にはまったく役立っていないと個人的には思っている。当番医については最後に書こう。

ワクチンの定期接種

さて、以上、メリットについて書いたが、これくらいでは加入しない医師が10％くらいいても当然かもしれない。ぼくの友人は関東のある場所で眼科クリニックを経営しているが、開院と同時に入った医師会を途中でやめてしまった。それは以下のような事情による。

医師会には、いろいろな役職がある。もちろんトップは医師会長だが、地道な仕事としては地区の1年限りの世話人などだ。医師会の運営のために世話人が集まって会議をしたりする。ところがこうした活動は手弁当で、けっこう時間を取られる。ぼくの友人は夜遅くまで会議でまとめた内容を、医師会の上の方の人間からの鶴の一声でひっくり返されて、こうした仕事がすっかりイヤになってしまったそうだ。

だが、小児科医の場合は事情が異なる。医師会を抜けるという選択肢はない。それはワクチンの定期接種のためだ。

千葉市の場合、ワクチン定期接種を千葉市医師会に委託している。したがって、千葉市医師会に所属していないと、ワクチンを打つことができない。ワクチンを打たなければ、それはもはや小児科医とは言えない。それにはっきり言って、ワクチン接種はクリニックを運営する上での経営的な柱である。つまり、小児科医で医師会に加入していない人はいないはずである。

こういうシステムが、法的に完全に適正なのかぼくにはよく分からない。「医師会に入っていなくても、ワクチンを接種できるべきだ。打てる権利を独占しているのはおかしい」という意見を言う開業医もいる。

持病と当番医の問題

さて、当番医であるが、ぼくは千葉大病院の脳神経外科の教授から、夜間の仕事と休日の仕事をやめるように言われて大学病院を退職したことは1章で書いた。開業医になるにあたって、脳外科の主治医のK先生から、その旨を診断書に書いてもらった。千葉市医師会の入会の面接のとき、千葉市医師会長に診断書を手渡し、「当番医はできませんが、入会させてください」とお願いして了承された。

ところが、当番医という仕事を嫌っている医師がよっぽど多いのか、開業してすぐに雑音が聞こえてきた。「普通の診療ができるのに、なぜあいつは当番医ができないのか」と批判する人がいると人伝《ひとづて》に聞いた。

そして、医師会に正式に入会してまもなく、医師会事務局長から電話がかかってきた。彼が言うには、当番医をまったくやらないと文句を言う会員が必ずいるので、夏のヒマな時期にちょっとだけ当番医をやってくれないかということだった。

ぼくは迷った。こういう口約束は時間が経つとなし崩しになることがある。この事務局長がいなくなったら約束が反故《ほご》にされるかもしれない（実際、この人は医師会の金を横領して逮捕されていなくなった）。

そこで、大学病院の脳外科の主治医K先生に相談した。温厚なK先生がぼくの前ではじめて激怒した。

「ぼくの書いた診断書を医師会は信用しないんですか！　なんなら、うちの教授から言ってもいいですよ！」

まるでぼくが怒られているかのようだった。医師の書いた診断書を、医師の集まりである医師会が無視しようとするのは、確かにおかしな話である。自分で言うのはカッコ悪いが、ぼくは責任感の強い人間で、その責任感から大学病院で働きすぎて病を得た。楽をするという言葉は一番嫌いである。

夜間や休日に、自分のクリニックではない診療所まで行って医療行為を行うのは、ぼくには本当にプレッシャーである。ふだんどれだけ健康に気を使って生活しているのか、ここで書いていけばキリがない。それくらい未破裂の解離性脳動脈瘤を抱えて生きていくことは怖いことである。医師会の人たちにはこのことを分かってほしい。

そもそも、夜間や休日の仕事ができるのであれば、ぼくは大学を辞める必要がなかった。できないから開業医という仕事を選択したのである。

ま、そんなちょっとしたストレスを感じることも時にはあるが、最新の医療情報をアップデートできるし、友だちも作れるので、ぼくは医師会に入っていてよかったと思っている。

いずれにしても、開業医をやっていると、何かにつけ医師会の存在を意識する。毎年の会費もデカいし。大学病院に勤務しているときは、まったくそういうことがなかった。日本医師会長は言うに及ばず、千葉市医師会長が誰なのかも知らなかった。診療報酬改定の新聞記事なんて目を通したこともなかった。だが、開業医にとって医師会は気になる存在であることは間違いない。

10　クリニック名はどうすべきか

「こどもクリニック」への懸念

一般の方には馴染みの薄い「小児外科」という名の診療科。開業するときに迷ったのが、クリニックの名称だ。うちの医局のＯＢで開業医となった先生は何人かいるが、全員が子どもだけでなく大人も診療している。だが、ぼくは早くから子どもだけを診ると決めていた。先輩の先生方に「なぜ、大人も診るのですか？」と聞いてみると、まず、ぼくより上の世代の小児外科医は一般外科の経験も豊富で成人の診療に自信があり、それから「小児だけを対象に診療すると十分な売り上げを出せない」とのことだった。

いや、それは逆のような気がする。子どもに特化した方が、保護者は安心して受診するのではないか。こうした判断に基づき、ぼくは医局ＯＢで最初の小児専門クリニックの開業医になったのだった。幸い、多くの方が受診してくれているので、この判断は間違っていなかったと思っている。

悩んだのはクリニックの名前だ。第一候補は「松永こどもクリニック」。しかし、なんだか照れくさい。「こどもクリニック」と聞けば、優しくニコニコしたお医者さんが出迎えてくれるイメージだ。だけど、ぼくは小児外科医。これまでさんざん子どもの胸や腹を開いてきた。「小児外科」という名前には愛着もあれば、こだわりもあって、誇りもある。

では、こうしたらどうか？　「松永クリニック小児科・小児外科」。これならニコニコしたおじさんが出てこなくても、がっかりされないかもしれない。

ただ、「小児外科」とは何か一般の人にはほとんど知られていない。大学に在籍中、ぼくらは市民公開講座を開催したことがある。それには、小児外科とは何か一般の人に知ってもらいたいという意味合いがあった。だけど、1回くらい公開講座をやっても理解してくれるのは、その場に参加してくれる数百人だけだろう。小児外科という言葉が市民権を得るには果てしない宣伝活動が必要かもしれない。

頭部外傷を嫌がる脳外科

小児外科を標榜して開業してみると、やはり少しずつ打撲や捻挫の子どもが受診するようになった。「小児外科」＝「子どものケガ」と思う人が多いようだ。これは予想通りではあった。軽症のときは、診察・処置をするけど、「これはX線を撮影したほうがいいな」と思えるときは、整形外科に紹介状を書くようにした。

困るのは頭部打撲である。子どもが転倒や衝突で頭を打つケースは非常に多い。保護者からすると納得がいかないかもしれないが、医療は臓器別の面が非常に強い。頭部打撲は、たとえ子どもでも脳外科が専門になる。うちに来てくれても、頭蓋骨のX線撮影もできないし、脳のCTも撮れない。

ところが、うちのクリニックから車で10分くらいの総合病院は脳外科があるにもかかわらず、受付けの段階で「頭を打った子は診られません。松永クリニックに行ってください」と指示されるという（保護者から何度もそう聞いた）。これには困っている。

明らかに軽症ならばそのまま家に帰すが、やはり頭の打撲は万が一が怖い。あるとき、打撲後に嘔吐する子が受診したので、車で40分くらいの徳洲会病院の脳神経外科に診察依頼の電話をした。たしか、徳田虎雄先生の書いた本に、徳洲会は24時間、３６５日フルオープンと書いてあったので。しかし、脳外科の先生の返事はこうだった。

「なんで、うちに電話したんですか？　あなたのクリニックから車で10分のところに総合病院の脳外科がありますよね？」

「……」

返事に詰まった。結局、徳洲会病院で診てくれたが、返信は来なかった。

名前は伏せるが、これと別の病院で、千葉県内にしっかりした脳外科を擁する立派な総合病院がある。この病院の脳外科は、子どもの頭部の外傷を診ることをものすごく嫌がる。

専門は外傷とかではなく、もっと難しい脳の病気かもしれないが、患者のニーズに応えているのか疑問を感じる。

しかし断るなら断るで、それはまだいい。次の病院を探せるから。だが、頭部打撲の子どもを「診てください」と（ぼくよりはるか年下の医師に）お願いすると、心底、面倒くさそうな対応をされることがある。そんなに患者を診るのがイヤなのだろうか？それともこういう電話がしょっちゅうかかってきて、対応しきれないのだろうか。電話機を握ってぺこぺこと頭を下げてお願いをする。こういうときは、仕事のモチベーションが本当に下がる。

そうは言っても、子どもの頭部打撲は本当に多い。保護者は何に注意したらいいのだろうか。

まず年齢。すべては書けないがヒントをいくつか示しておく。

2歳未満は要注意である。頭の骨が弱いからだ。転落のケースでは、2歳未満は90cm以上から落ちた場合は重症の可能性がある。2歳以上では1・5m以上からの転落が重症のリスクだ。階段は1段が20cmと計算するといい。

年齢に関係なく、「嘔吐」「意識消失」「ぼんやりしている」「おでこ以外のたんこぶ」は要注意である。もちろん触って骨が凹んでいたり、目や耳の周りが黒くなっていたりなどの、通常見られない変化があれば危険である。

こういうことを参考に、場合によっては救急車を呼んでほしい。

10秒で「白血病だ」

いわゆる成長痛の子どももよく来る。成長痛とは、主に3歳から5歳くらいの子が夜中に大泣きして脚を痛がることだ。お母さんが脚をさすっているうちに子どもは寝入ってしまい、翌朝にはケロッとしている。そしてクリニックを受診するという流れだ。特に診断方法はないが、話を聞けば成長痛と分かる。なお、実際に骨が成長しているから痛みが出ているのかどうかは本当のところは分からない。便宜的にそう呼んでいるだけだ。

成長痛の子がうちのクリニックに来てくれるのは、実はありがたい。なぜなら、小児がん（白血病や神経芽腫）というのは、脚の痛みで発症することが多く、成長痛と誤診されてドクターショッピングになってしまうケースが非常に多いからだ。うちに来てくれれば、しっかり見極めて診断できる。

数年前に来た3歳の男の子のケースはこんな感じだった。母親が診察室のドアを開けて、男児をおぶって入ってきた。同時にこう言った。

「先生、うちの子、脚が痛いって歩かないんです。整形外科でレントゲンを撮ったら何でもないって」

「熱は？」

「あります。微熱が続いています」

ここまで時間にして10秒。母親が歩いた距離は3m。

それだけでぼくは、この子は白血病に違いないと判断した。

「お母さん、今から大学病院へ行ってください。精密検査が必要です」

「えええー！」

大学病院で判明した診断は、確かに急性リンパ性白血病だった。この子は、今は完全寛解で元気になっている。なぜ、白血病と分かったのか。この子はうちがかかりつけだったので、普段との違いが分かったことと、うまく言えないがその子のつらそうな表情に、これまでさんざん診てきた悪性疾患の子どもたちの顔つきと共通するものがあったからだ。

遠方から来る子どもたち

明らかな小児外科疾患でセカンドオピニオンとしてうちに来る子もいる。特に開業してから数年は多かった。大学に在籍していたとき、小児がんの治療医としてぼくの名前は全国的だったので、日本中から患者が来た。その流れが続いていた。

神経芽腫の子も数人来たし、肝芽腫の子も来た。ウイルムス腫瘍（腎芽腫）の相談も受けた。関東甲信越からも来たし、九州からも来た。そう、アメリカからメールが来て、アドバイスを求められたこともあった。手術の術式に関してぼくの私見を主治医に手紙で伝えたこともあるし、今後の抗がん剤の進め方を助言したこともあった。

ぼくのところにわざわざ来るくらいだから、治療がうまくいっていない子ばかりだった。そういう子どもたちと6か月、1年と付き合っていくうちに訃報に接するケースもあった。開業医になれば、もう子どもの死とは関わることはないだろうと思っていただけに、ぼくを頼って遠方から来てくれる子の死はつらかった。

今でも過去を振り返ると、子どもの顔、お父さん、お母さんの顔が浮かび上がってくる。肺に転移した肝芽腫の子のお母さんとは何度もセカンドオピニオン外来をくり返しているうちに、強い信頼関係となった。そのお母さんが「先生！」と笑顔で抱きつかんばかりに駆け寄ってきた姿を鮮明に思い出す。

子どもが亡くなれば、そのお母さんとも、もう会うことはない。お母さんはぼくのことをもう忘れていると思うが、ぼくには忘れられない。

現在でもときどき、小児がんのセカンドオピニオンの依頼があるが、さすがにもうお断りしている。ぼくはがん治療の最前線にもはやいないし、千葉大小児外科にはH教授というぼくの後継者がいる。いや、彼はぼくよりも立派な世界レベルの小児外科医になっているから、任せて大丈夫だ。

火傷を負ったら何科に？

最後に熱傷について。火傷《やけど》を負ったら、保護者のみなさんは何科を受診するのだろうか？ 皮膚科？ 形成外科？ 答えを言うと、広範囲熱傷ならば小児外科がもっとも治療に慣れている。広範囲熱傷では熱傷面から大量の水分が失われるため、急性腎不全になる危険がある。そのため、輸液管理が非常に重要になる。この輸液管理は大変難しく、この仕事は小児外科医でなければできない。ぼくは大学時代、広範囲熱傷の治療をさんざんやってきた。

京都アニメーション放火事件の被告人は、全身の90％に2度から3度の熱傷を負っていたそうだ。2度というのは水疱ができる状態。3度というのは焦げてしまう状態だ。医師団はよく救命したと思う。ぼくも99％熱傷2度の子どもを助けた経験がある。煮えたぎった浴槽に足から落ちて、頭のてっぺんを除いて全身に熱傷を負ったのだ。

熱傷が深い部分は植皮が基本になるが、そこまで深くない場合は、コラーゲン創傷被覆剤（商品名メイパック）を貼り付ける。一種の人工皮膚である。だがこの商品は発売中止になり、その後はゲーベンクリームという感染治療用の軟膏を塗るようにしたが、このクリームの効き目は明らかに弱かった。

ぼくが大学を辞める頃から、傷の湿潤療法が日本で広がりを見せていた。この治療法を最初に思いついたのが誰なのか知らないが、日本中に広めたのは間違いなく形成外科医の夏井睦《なついまこと》先生である。これまでの常識を180度覆し、「傷を消毒しない／ガーゼで覆わない」―「傷は水で洗う／被覆剤で覆う」という治療が湿潤療法だ。ぼくが大学を去る頃、この新しい治療法が台頭していた。

開業当初、ぼくは若干の疑問を持ちつつ、熱傷にはゲーベンクリームを使っていた。あるとき、5歳の男の子が脛《すね》を火傷して受診した。で、ぼくはゲーベンを塗ってシリコンガーゼで覆った。脛のあたりの皮膚は血流が悪く、傷が治りにくい場所である。この子の熱傷の治癒は遅々として進まなかった。いいことか、悪いことか、この子のお母さんは総合病院の形成外科に勤める看護師だった。

ぼくはお母さんに、「形成外科の先生はやっぱり湿潤療法で治療しているの？」と訊いてみた。お母さんの返事は「そうです」だった。そして「うちの病院で治療しますから、松永先生、もういいですよ」とにっこり笑って転院していった。

これを機会に全面的に湿潤療法を取り入れた。これは正解だった。ハイドロコロイド（市販のキズパワーパッド等と同じもの）で傷を覆って湿潤した状態に置いておくと、本当に「早く」「きれいに」「痛くなく」治ることを実感した。現在はもっぱらこの方法を選んでいる。

子どもを痛がらせてはいけない

子どもの切り傷・擦り傷・小さな火傷。保護者は何科を受診すればいいだろうか。答えは小児外科なのだが、日本全国で小児外科医の数は極めて少ない。ましてや開業している小児外科医はもっと少ない。うちのクリニックの近所の患者は無理なく受診できるが、ときに遠方から傷口を押さえてうちまでやってくる家族がいて恐縮してしまう。

小児外科医が近隣にいない地域では、一般外科医や整形外科医が傷の治療に当たっているのだろう。ただ、成人の外科医は傷を見るとすぐに縫う習性があるように見えてならない。縫うと縫い目が残り傷跡が汚くなる。局所麻酔を使うとはいえ、局所麻酔の注射自体が痛い。

ぼくが傷を縫うのは出血が止まらないときだけである。そういう傷はめったにない。ほとんどの場合、外科用テープで傷を寄せれば縫わずとも傷は治る。しかもきれいに。こうした処置は縫うより簡単なので、小児科医を含む内科医系の医師にも覚えてほしい。

開業するときに必須の技術である。子どもを痛がらせてはいけない。このことは、成人の外科医にも言っておきたい。

学会でこんな話を聞いたことがある。小児外科医が開業して、縫合が必要な外傷の患者が受診すると、看護師から「先生、うれしそうですよ」とよく冷やかされるという。いや、ぼくは全然うれしいとは思わない。傷を縫うなんて1年目の外科医でもできるし、手術のうちには入らない。痛い外科処置をしない外科医がいい外科医なのである。

11　小児科と耳鼻科の微妙な関係

お母さん方の迷い

開業してしばらくすると、徐々に来院患者が増えてきた。多くの保護者と話をしているうちに、あることに気がついた。それは、お母さん方が、子どもが風邪を引いたときに小児科を受診するか、耳鼻科へ行くか迷っているという現実だ。たとえば、こんなふうに。

「うちの子、風邪を引いてしまって……先生のところが休診だったので、耳鼻科へ行ってきました。こんなに薬が出て、これでいいのかなって」

「先生、うちの子、慢性蓄膿症と言われて、もう1年以上耳鼻科に通っているんです。それも毎日のように。用事があって行けない日があると、耳鼻科の先生、ものすごく怒るんです」

などなど。

そうか。子どもが風邪を引いたら、親は子どもを耳鼻科に連れて行くのか！　全然知らなかった。そもそも、大学病院で小児外科医をやっていると、耳鼻科の先生とはまったく接点がない。いや、19年間で1度だけあった。

あれは、悪性ラブドイド腫瘍という極めて予後不良のがんが頸部《けいぶ》に発生したお子さんに対して抗がん剤治療をしたときのことだ。腫瘍が小さくなり、摘出手術を検討した。そのときに手術法について相談をしたのが、耳鼻咽喉科の頭頸部がん専門の講師の先生だった。

つまりぼくにとって耳鼻科というのは、大人の頭頸部がんを手術する人たちである。ぼくが医学生だったときに臨床実習で耳鼻科を回った際も、そういう患者しか入院していなかった。だからぼくは開業するにあたり、耳鼻科の先生と関わりを持つとはまったく意識していなかったのである。

お薬手帳を見て驚愕

さらに驚いたことは、耳鼻科の先生の薬の処方のしかたである。風邪に対してほぼ全例、抗生剤を処方していることを、ぼくはお薬手帳を見て知ることになった。これはいったい、どういうことなのか。風邪に抗生剤が効くと思って出しているのだろうか。

それもペニシリンのようなシンプルな薬剤でなく、どんな菌にでも効く広域スペクトラムの強力なやつを使っている。こんなことを日常的に続けていけば、その子の体内には抗生剤が効かない薬剤耐性菌が蓄積していくことは明らかである。子どもの将来はどうなるのか。腸内細菌叢が変化して、食物アレルギーになったらどうするのだろうか。

ぼくは別に、うちの近隣の子どもをかき集めるようにしてクリニックを運営したいと思っていない。患者がうちに来ようが、耳鼻科に行こうが一向に気にならない。繁盛したいとかまったく考えていないので。だけど、こういう処方は子どものためになっているのかな？

あるお母さんが、耳鼻科とうちのクリニックの使い分けを教えてくれた。

「軽い風邪なら松永先生のところに行きます。少しだけ薬を出してもらってそれで治るから。でも風邪がひどいときは耳鼻科に行きます。たくさん薬を出してくれるので、その方が治るんです」

ぼくは、なるほどーと思ったが、同時にこう心の中でつぶやいた。

（いやいや、お母さん、風邪は自然に治るんですよ。薬が多くても少なくても関係ないよ）

また、別のお母さんはこう言った。

「鼻水だけのときは耳鼻科に行きます。咳が出ているときは、松永先生のところに行きます」

これも、なるほどーと思った。

でも、それで本当にいいのかな？　小児科医は、子どものことならば「何でも屋さん」である。結膜炎も診るし、中耳炎も診るし、アトピー性皮膚炎も診るし、夜尿症も診るし、便秘も診るし、前章で書いたように頭部打撲も診る。まず、病気の診断・治療の入り口として小児科を受診してみてはどうだろうかと思ってしまう。

中耳炎患者を紹介すると……

え、中耳炎をちゃんと診られるかだって？　ぼくの経験では、中耳炎のお子さんの95％くらいはうちで治る。治りが悪いときは、信頼できる（ちょっとうちから遠方なのだが）耳鼻科に紹介状を書いて診てもらっている。これでいいのではないだろうか。

以前にぼくが1歳の子の中耳炎の治療をしていたとき、いったんきれいになったけど、短期間で再燃したことがあった。鼓膜を観察しようとしたら耳鏡の電球が切れている。予備の球を装着したらそれが不良品で、鼓膜が見えなかった。なので、近隣の耳鼻科に紹介状を書いて診てもらった。

1週間くらいして返信がきたが、そこにはこう書かれていた。

「餅は餅屋。余計なことはしないで、中耳炎は耳鼻科に任せて」

返信にこういう文章を書く神経に驚いた。もらった返信は電子カルテのパソコンにスキャナーで取り込むので、モニター画面に表示される。だから親にも見られる。さすがにこれはないんじゃないかと思って、この返信はスタッフに渡さず、院長室の机の中にしまってある。

それに、風邪に伴って子どもが耳の痛みを訴えることは日常的なことである。耳痛のある子をすべて耳鼻科に紹介していたら、毎日のように紹介状を書きまくり診療が成り立たない。小児科にはそれくらいたくさんの中耳炎の患者が来ているという現実を耳鼻科医は知らないのだろうか。

小児科医が我流に陥らない理由

耳鼻科の先生の抗生剤の使い方に驚いたと書いたが、それだけではない。ぼくのクリニックから車で45分くらいの範囲には、耳鼻科クリニックが10軒以上ある。それがことごとく、中耳炎に対する治療のしかたがバラバラなのである。

同じ病気に対してここまでやることが違うのか。ある先生は、鼓膜切開を頻繁にやる。ある先生は、鼓膜切開はほぼやらずに強力な抗生剤を処方する。またある先生は、中耳炎が軽度でも重度でも同じような抗生剤を処方する。さらに別の先生は、弱い抗生剤を1か月以上も子どもに飲ませる。

中耳炎の治療に関して、学会が出しているガイドラインがあるのに、全然それに従っていない。そう言えば、『子どものみみ・はな・のどの診かた』（南山堂）という、図譜が豊富な本を作成した耳鼻科のベテランの先生が言っていた。

「この本は、小児科の先生にも中耳炎が診られるようになってほしくて作ったんじゃないんです。耳鼻科医を教育するために書いたんです」

なぜ、耳鼻科の先生は治療のしかたがそれぞれ特有なのだろうか。それはおそらく、耳鼻科の先生たちが若い時代にやった手術と関係しているのではないだろうか。

たとえば、アデノイド切除とか、鼻茸《はなたけ》切除とか、鼓室形成術とか、耳鼻科の先生は一人で手術をする。これは小児外科医との大きな違いだ。自分一人で手術を行って成功を体験すれば、自分のやり方に絶対的な自信を持つだろう。多分それが開業医になって、オレ流こそが一番いい治療という確信になっている気がする。

小児外科医はどんなマイナーな手術でも絶対に一人でやらないし、手術中はベテランの先輩の目が光っている。そして小児科の先生は、一人の患者に対して臨床カンファレンスをしっかりやる習慣が身に付いている。だから、小児外科医も小児科医も我流になる人はほとんどいない。ある意味、だれが診てもほとんど同じような診断・治療になる。

さっきも少し触れたが、ぼくが信頼している耳鼻科はうちからちょっと遠い千葉市・稲毛区（うちの隣の区）にあるクリニックだ。ここのクリニックには月に２００人の中耳炎の子がくる。そしてそのうち、抗生剤を処方する回数はわずか20回。それも、最もシンプルなペニシリン系抗生剤のみ。そして必要性を熟慮して鼓膜切開も併せて行っている。こういうクリニックでないと、信頼して患者を送ることができない。

眼科の先生が、目に関して圧倒的な知識を持っているように、耳鼻科の先生も耳・鼻に関して圧倒的な知識を持っている。その専門性に小児科医はとうてい敵わない。でも、風邪や中耳炎の子どもをめぐって患者の取りあいをしているような状況はなんだか違うような気がする。

小児クリニックを入り口に

以前にこんなことがあった。喘息でうちのクリニックがかかりつけの3歳児が風邪を引いた。鼻水と咳が出たので、お母さんはまず耳鼻科に子どもを連れて行った。そこでいろいろと薬を出してもらい、その足で咳を診てもらおうとうちを受診した。ぼくはその子を一目見て、ギョッとなった。呼吸困難を起こしているのである。聴診器を当てるまでもなく、かなり強い喘息発作である。あわてて胸の音を聴いてみると、ひどい喘鳴がある。

酸素飽和度モニターを付けると、値は87~89%。これはまずい。大学病院に電話して救急車を呼んだ。救急隊員には酸素吸入をお願いした。もちろん、この子は大学病院でしっかりと治療していただき、ことなきを得たが、喘息は甘く見てはいけない病気だ。鼻水だけを診て、呼吸困難に気づかないというのはどうなのだろうか。

そういう意味では、やはり子どもの病気に関して診断・治療の入り口は小児科にしてほしい。小児科の先生も自分の知識・技量の限界をよくわきまえて、必要なタイミングで患者を（耳鼻科を含めた）他科に紹介すべきだ。自分で治せない患者を抱え込んではいけない。

小児クリニックをうまく運営していくためには、信頼して紹介できるいい耳鼻科クリニックを見つけておくことがとても重要だと、開業後しばらくして痛いほどよく分かった。

ＷＨＯ（世界保健機関）の要請によって、２０１６年にＧ７伊勢志摩サミットで抗生剤による薬剤耐性対策アクションプランが話し合われた。これ以降、厚生労働省も抗生剤適正使用のガイドラインを公開し、医療の中の抗生剤の使い方は変化しつつある。

いや、医者の意識よりも、患者の意識の方が進んでいる印象があるが、どうだろうか。あまり大きな声で言えないが、実際、うち以外のクリニックで出された抗生剤を子どもに飲ませていない保護者はけっこう多い。風邪に抗生剤は無効だと親はちゃんと知っているのだ。

子どもは大人と異なり発展途上だ。これから発達・発育していく。したがって小児期に行われた投薬や治療は将来に影響するというのが小児科医の考え方である。小児の医療はこの考え方が基本になる。

確かに小児に詳しい耳鼻科医がいることも事実で（先に述べたぼくが紹介状を書く耳鼻科クリニックがまさにそう）、一概に、お子さんに鼻水が見られた際に「耳鼻科を受診しないでくださいね」と言うつもりはない。でも、発達障害の子どもが、うちの休診日に耳鼻科を受診して暴れてしまい、医師に怒られたという話を聞くこともある。耳鼻科を受診するなら、子どもの味方である先生のもとを訪れてほしい。

開業医を目指す内科・小児科の先生は、ぜひ、いい耳鼻科医を見つけて連携することをお勧めする。保護者の悩みはなかなか尽きないと思うが、「受診するなら子どもの味方の耳鼻科医」というぼくの考え方も少し参考にしてほしい。

12　大学病院でやり残したこと

16年経っても見る「夢」

ぼくのクリニックは現在すっかり軌道に乗っているけれど、どういうわけか今でも頻繁に大学病院にいたときの夢を見る。おおげさでなく、本当に連日のように見る。大学を辞めて16年以上も経つのに。手術をしている夢か、忙しい臨床の合間を縫って実験をする夢だ。きっと大学に未練を残しているのだろう。

8章では、勤務医と開業医の魅力をそれぞれ書いたが、大学病院にはいくつかやり残したことがあるのは間違いない。その中から一つだけ話をしよう。それは留学だ。

ぼくのキャリアは、卒後2年間が研修医→大学院に4年間→関連病院に出張が3年→大学に戻って医員、という流れである。34歳で大学に戻ったとき、医学部研究棟に小児外科の実験室はあったものの、はっきり言って室内はゴミの山だった。これを大掃除して、教室費からお金を出していただき立派な実験室を作り上げた。この作業には本当に骨が折れた。

毎晩研究棟に通って大掃除をし、新しい実験器具を業者と相談して搬入した。およそ200万円の費用と2か月の時間がかかった。そして、この実験室を使ってぼくは夜な夜な研究をし、一流のがん研究雑誌に論文を載せることができた。この頃、ぼくが真剣に考えていたのは留学である。1998年、ぼくは36歳だった。

妻も留学に前向きだった。2歳になる長女がいたが、「家族3人で海外留学したいね」と話をしていた。妻はやる気満々で英会話教室にも通っていた。ぼくはNHKのラジオ英会話で英語の勉強をした。今ならネットを使ってもっといい方法がいっぱいある。しかし当時のNHKラジオも決して馬鹿にはならなかった。

毎日妻が番組をカセットテープに録音してくれて、ぼくは通勤の行き帰りの車の中でテープを聴いた。聴けば聴くほど英語が聴こえるようになってくる。英会話力ゼロだったぼくが、一人で英語圏へ海外旅行に行って帰ってくるくらいの実力はついたように思う。

目指すはシドニー

さて、留学先はどこがいいか？　ぼくは小児固形がんの神経芽腫という病気を研究していたことは前にも触れた。

この小児がんは非常に不思議で、１歳を過ぎて発見される子のほとんどが、全身の骨にがんが転移している。助かる可能性は30％くらいしかない。ところが1歳未満で見つかると、転移はほとんどなく、１００％近く治すことができる。いや、それどころか腫瘍は自然に消滅したり、良性に分化したりしてしまうのだ。

神経芽腫が良性へ分化するメカニズムを解き明かせば、進行した神経芽腫の治療に役立つ可能性がある。また基礎の研究者の中にも、神経芽腫を材料にして、神経分化の分子的なメカニズムを解明しようとしている人が世界中にいた。

神経芽腫の研究の総本山はアメリカのフィラデルフィア小児病院の研究室だった。このレベルは世界一である。ただ、日本人の留学生をほとんど受け入れていなかった。ウワサでは、最先端の研究情報が日本に流出するのを防ぎたかったという話だ。

一方、オーストラリアのシドニーに新興勢力があり、いい論文を次々に出していた。シドニー！　いいじゃん。２０００年にはオリンピックも開催される。ぼくはシドニーに留学したいと思った。研究のリーダーは、ニューサウスウェールズ大学のグレン・マーシャル先生。では、この先生とどうやってコンタクトを取るか？　ぼくにはマル秘作戦があった。

アポ無し突撃が奏功

1998年10月に横浜で国際小児がん学会総会が開催された。これはぼくにとって初めての英語でのプレゼンテーションだ。そしてこの学会にグレン・マーシャル先生も参加していた。ぼくのマル秘作戦とは、アポ無し突撃である。

ぼくは自分のプレゼンをしどろもどろになりながらも英語でなんとか終えると、マーシャル先生が登壇するのを今か今かと待ち続けた。するとやがて先生が壇上に。遠くなので、顔まではよく確認できない。

マーシャル先生が発表を終えて自分の席に戻ると、ぼくは席を立ち、先生の後ろの方の席に移動した。何しろ顔も初めて見るので、見失ったら一巻の終わりである。先生はしばらくフロアで発表を聞いていたが、そのうちロビーに出ていった。今だ！　追いかけろ！

ぼくは後ろからマーシャル先生を呼び止めた。背の高い堂々とした体格で、黒縁の大きい目なメガネをかけて、ちょっと愛嬌のある表情の人だった。ぼくはメチャメチャ下手な英語で、「ちょっと話をしたい」とロビーの応接セットに誘《いざな》った。先生は、「OK、OK」と言って話に乗ってくれた。

ぼくは自己紹介して、これまでに発表した『Cancer Research』などの雑誌の別刷（自分の論文の部分だけ印刷したもの）をテーブルの上に並べ、あなたのラボ（研究室）に留学したいとお願いした。

マーシャル先生からはいろいろなことを聞かれたが、ぼくは研究に関することなら英語でも理解可能である。一生懸命プレゼンすると、先生に「よし、分かった。家族3人の面倒を2年間見よう。毎月20万円出そう」と言ってもらえたのだった。やったー！という感じである。

ただ、こう書いて終わりにしてしまうと余りにもぼくがカッコ良すぎるであろう。実はぼくは助っ人をお願いしていた。それは2章で登場していただいた、千葉県がんセンターの「世界のN先生」である。

N先生にはロビーであらかじめ待機をお願いして、ぼくとマーシャル先生が話し始めたらそこに参加してもらって、話を盛り上げてもらったり、難しいやり取りは通訳してもらったりすることになっていたのだった。いずれにしても、ぼくはマーシャル先生とメールアドレスを交換して留学の約束を取り付けた。

横浜の学会が終わると、ぼくはすぐに教授室に駆け込んで留学の話を切り出した。教授の口からはあっと驚く言葉が出た。

「お前を遊ばせておくわけにはいかない」

「2年間もお前を遊ばせておくわけにはいかない」

遊ぶって……。いくら何でもそれはひどい。ぼくは具体的な実験テーマも持っていたし、神経芽腫のがん細胞から抽出した遺伝子DNAとRNAをエタノールで沈殿させた状態で日本から持ち出すことを計画していた。つまりシドニーに行けば、マーシャル先生とのコラボで絶対に成果を出す自信があった。

教授はそれよりも、文部省が若手研究者に対して10か月の留学を支援するプログラムを使えと言う。10か月くらいなら遊んでいてもいいというわけだ。このプログラムは何年も続けて申請を出せばそのうち通ると教授は悠長なことを言う。

し、しかし、2年間毎月20万円の留学のインビテーションを断るというのは……マジか？　という感じであった。ぼくは泣く泣くマーシャル先生にお詫びの手紙を書いた。

2度目のチャンス

それから2年ほど経った、ぼくが38歳のとき。ぼくは、2章に書いたように肝芽腫の検体を遺伝子バンクである千葉県がんセンターに運んで、部長室でN先生と話をしていた。するとN先生が、「松永君、留学行かんとね？　フィラデルフィア小児病院のギャレットが日本人研究者を招きたいと言っとる。松永君、キミ、行かんかね？」と九州弁で話を振ってきた。

前述したように、フィラデルフィア小児病院は日本人研究者を警戒していた。しかし最近になり考えが変わり、日本人も受け入れる方向へ舵を切ったという。

ギャレット・ブロジャー先生に招かれるとは最高の栄誉である。しかし、これはもう無理な話だとぼくは反射的に観念した。その頃のぼくは、大学の医局にとって必須の人間になっていた。手術がうまいとかそういう話ではない。教室の管理・運営の上でぼくは欠かせない人間になっていたのだ。

ぼくは事務作業に非常に強く、スピードがあり、間違いがなかった。したがって教室の事務作業がどんどんぼくに任されていた。「ジム松」などと呼ばれていたのだった。

さらには、文部省から研究費を毎年のように獲得していた。偉そうなことを言うわけではないが、ぼくがアメリカに行ったら教室の運営が立ち行かなくなることは明らかだった。

ぼくはその日、大学に戻ると、教授にフィラデルフィア小児病院から留学の誘いがある話を伝えた。二人の会話は、それが当然という流れで、ぼくの後輩に留学をさせるという話になった。ま、もっともその後輩は大変優秀な医師だったので、ぼくが行くよりも有意義だったかもしれないが。

こうしてぼくは、2度にわたって留学の機会を失った。そしてその後、40歳で解離性脳動脈瘤に倒れたことは最初に書いた通りだ。妻もがっかりしたし、ぼくも非常に落胆した。

若い読者の皆さんへ

医師は留学する人間がとても多い。国立大学勤務で講師以上の医師はほとんど全員留学しているのではないだろうか。留学は、最初の生活の基盤を作るのが非常に大変という話がある。ガス・水道・電気を通したり、銀行に口座を作ったり、車を買ったり。ぼくの後輩でバイリンガルの医師が留学した際もとても大変だったと語っていた。

その一方で、誰でもできるという意見もある。つまりＧｏ ｆｏｒ ｂｒｏｋｅ（当って砕けろ）でやってみれば、何とかなると言っていた医師（英語力は普通だった）もいた。

いずれにしても、２０００年頃の留学などは難しい壁ではなく、大学人としてキャリアアップしていくためには、必須であり、また、当たり前のことだった。ぼくは日本の小児外科医として相当数の英語論文を書き、国立大学の講師まで務めた。そういうポジションにいながら、留学経験がないというのは、例外中の例外的存在だった。希少生物である。

留学しなければ将来教授になれないと決まったわけではないが、うちの教授はぼくの将来をどういうふうに考えていたのだろうか。ぼくの先輩の大多数が留学し、ぼくの後輩が次々と留学していくのに、ぼくだけが大学に縛り付けられていた。教授にとって使いやすい人間が大学に残されて、そうでもない人間が海外へ行けるのは、ちょっとどうかと思う。教室の規模がそれほど大きくなかったことが一番の原因なのかもしれない。

大学でやり残したことはたくさんあるが、留学できなかったことは痛恨の極みである。海外で研究をするという刺激も味わいたかったし、英会話力も上げたかった。オーストラリアもアメリカも多様性社会なので、そういった文化も学びたかった。行けば人生観が変わったかもしれないし、実際、そういうことを言う留学経験者は多い。

これを読んでいる若い読者の皆さんは、ぼくのような人生を歩まずに、自分の意志を貫いてどんどん海外へチャレンジしていってほしい。

ああ、行きたかったな、シドニー。

13　頼まれ仕事はするもんじゃない

日本で初めての死体肝移植

大学の小児外科に入局したときの教授は、今は亡き高橋英世先生である。豪放磊落《ごうほうらいらく》といった表現がぴったりで、どこから見ても外科医だったし、どこから見ても大学教授だった。高橋先生からは本当に色々なことを教わった。詳しいことは２０２０年に上梓したぼくの青春記『どんじり医』（ＣＣＣメディアハウス）に書いた。

この本に書かなかった高橋先生のエピソードを一つ紹介しておく。１９８９年に島根医科大学病院で日本初の生体肝移植が行われた。このときの報道をみなさんはすでに忘れているだろう。新聞には、「生体」肝移植は日本初だが、「死体」肝移植が１９６４年に行われていたと書かれていた。この手術を行ったのが、高橋先生だった。何と１９６４年である。ぼくはまだ2歳か3歳だ。

高橋先生は、生後5か月の胆道閉鎖の乳児に対して、無脳児として生まれた（死産）赤ちゃんの肝臓を移植した。マイクロサージェリー（顕微鏡手術）という言葉さえなかった時代だから、血管同士を縫い合わせるのは難航を極めたであろう。先生は自身が開発した血管吻合器《ふんごう》を使って、肝動脈・肝静脈をそれぞれ縫い合わせた。

しかし結果は悲惨だった。移植した肝臓は壊死《えし》に陥り、術後5日で肝臓を摘出せざるを得なくなり、術後12日には患者は死亡した。免疫抑制剤がなかった時代なので、肝臓の血流が悪くならなくても、この子は長期に生きた可能性は低い。

今の時代であれば、「人体実験」などと批判されて大変な騒動になっていたであろう。だが、高橋先生たちは胆道閉鎖の子を助けたい一心で手術をした。世間に名を売ろうと記者会見などは行わず、その代わり学会で経緯を細かく公表し、他の医師からの評価を仰いだ。

だがいつの時代でも、実験的な医療に対しては司直の目が光る。高橋先生のところにも、検察の特捜部が話を聞きに来たという。結局、事件性はないと判断され、起訴されるようなことはなかった。定年退官に近くなった頃、先生は生体肝移植に対して非常に慎重な立場を取った。１９６４年のことが頭から離れなかったのだろう。

「ゲダンケンガング」

高橋先生の教えで最も忘れられない言葉は「Gedankengang《ゲダンケンガング》＝考える道筋」を大事にしろという言葉だ。外科医は術前診断がはっきりつかないと、「腹を開けてみれば分かるよ」という言葉をよく使う。ぼくはこの言葉が大嫌いである。高橋先生も、開ければ分かるのではなく、開ける前に考えろと言いたかったのだと思う。

自分の頭で考えて、いま目の前にいる子どもの腹を開けるか、開けないか、開けないと治らないのか、開けなくても治るのか、それを決め切るのが外科学だ。外科学とはIndication（手術適応を決める）のサイエンスだ。これはぼくが外科医として到達した結論みたいなものだが、その考えの素地を作ってくれたのは高橋先生だ。

だから先生は、「頼まれ手術をするもんじゃない」とよく言っていた。大学病院の小児外科は小児科と大変仲が良かったが、ときに手術適応が本当にあるのか疑問に思えるケースの手術を依頼されることがあった。

たとえば、悪性リンパ腫が腹部に巨大な腫瘍《しゅりゅう》を形成している症例である。小児科の先生が抗がん剤を使っても腫瘍が消えないと、その腫瘍を手術で摘出して欲しいと依頼されることがある。しかし、悪性リンパ腫は全身疾患であって、腹部の塊だけを取っても治癒は見込めない。

こういうとき、高橋先生は手術を渋る。頼まれたから手術するというのは、先生の哲学に反するのだ（だが、このときは手術が奏功して、患者が完全寛解になったのがちょっと皮肉だが）。

ぼくも高橋先生から、「頼まれて手術をする外科医になるな」と厳しい表情で言われた経験がある。

国立がんセンターからの依頼

さて、開業医になると、小児科医同士で頼んだり、頼まれたりで近隣の小児科の先生といい関係を作ることができる。ぼくのクリニックは水曜日が休診なので、喘息発作の子どもが、月曜、火曜とネブライザーの吸入をしても改善しないときは、水曜日に、簡単な紹介状を持たせてうちから車で30分くらいの小児クリニックに行ってもらう。

その逆もある。特にぼくは小児外科医なので、大学病院の小児外科に紹介するかどうか迷うような症例は、うちに送られてきたりする。持ちつ持たれつである。

だが、必ずしもそうしたいい関係が作れるとは限らない。もうかなり前だが、国立がん研究センター中央病院（以下、がんセンター）の小児腫瘍科から、ある神経芽腫の女の子の治療について、頼まれごとを受けたことがあった。

その子はもともと千葉県で神経芽腫の治療を受けていた。すべての治療をやり切ったが再発してしまった。申し訳ない言い方になるが、神経芽腫は再発すると長期生存の可能性が極めて低くなる。

その子の両親は、がんセンターで新しいがん治療薬（欧米ではすでに承認されている）の臨床試験を受けることにした。千葉から東京に通って試験薬を受け続けた。その子の治療は長期に及んでいたので、慢性的に骨髄抑制（貧血や血小板の減少）の状態にあった。がんセンターが頼んできたことは、その子に週に2回、G‐CSFを注射して欲しいということだった。

G‐CSFとはGranulocyte Colony Stimulating Factor＝顆粒球コロニー形成刺激因子のことである。要するに白血球を増やす薬だ。ナショナルセンターが中心に存在し、地元クリニックと連携してG‐CSFを子どもに打つ……そういう学会発表をぼくは大学にまだ在籍している頃に聞いたことがあった。

そうか、あれが現実としてぼくの目の前に現れたのか。

しかしよく考えてみると、G-CSFを注射するなんて、医者であれば研修医であろうが誰にでもできることだ。ぼくじゃなくても自宅近くの開業医ならば誰でもいいはず。でも、こうも思った。G-CSFなんて言葉を聞いたことのある開業医なんてちょっといない。だったら、がんの治療をやっていたぼくにお鉢が回ってきてもしかたないし、もしかしたら、ぼくにしかできないことなのかもしれない。

結局ぼくはその頼まれごとを了承した。卸《おろし》さんにG-CSFを発注し、いつでも注射を打てるように準備した。

母親に連れられて女の子がクリニックにやってきた。頭髪は薄く、慢性貧血で顔色が悪い。紹介状には1バイアル（瓶）を注射するように書かれていた。けれど、女の子の身長と体重から体表面積を計算すると適正量は、0・8バイアルくらいである。

ぼくは勝手に薬の量の変更はできないと考え、その場でがんセンターに電話した。かなり待たされて、息を切らした主治医が電話に出た。おそらく、メッチャ忙しいのだろう。ぼくが量のことを話すと、主治医は早口で「保険、切られませんから、打ってください」とピシャリと言われた。ぼくはこのときになって、ちょっとイヤな予感がした。

別にぼくは保険で切られるとか、そうでないとかを気にしたのではない。薬の量がやや大雑把なことを心配したのだ。0・8バイアルと1バイアルでは、効果も副作用もほとんど変わらないだろう。だけどぼくは、大学病院にいたころ、こういう部分では厳密に薬の量を決めていた。がんセンターの医師と議論しても意味はないと考え、結局指示通り、ぼくは1バイアルを注射した。

脳内出血を起こすかも

その後、何度か母子は通ってきて、ぼくはそのたびにG－CSFを打った。そしてこんなに虚しいことはないと思った。大学にいたときは、ぼくが治療計画を立て、保護者に説明し、自分で実行していた。それが今はただの下働きである。その子の病状がどうなっているのか、つまり、体のどの場所にがん細胞がどのくらい残っているのか、まったく情報を与えられず、ただ注射を打っているだけだった。

ある日、来院した女の子の顔色は蒼白だった。見ると、目の周囲などに紫斑が出ている。ぼくが「何か変わりはないですか？」と尋ねると、「頭が痛い」という答えが返ってきた。

これは血小板がかなり下がっている。下手したら脳内出血を起こすかもしれない。ぼくはすぐにがんセンターか千葉の病院で採血をして、必要なら血小板輸血を受けた方がいいと思って母親にそう言った。ぼくは200人以上のがんの子どもの治療経験があり、抗がん剤の副作用で血小板が下がって亡くなった子を二人見たことがあった。

その週、もう一度、母子が受診した。ぼくは尋ねた。

「採血しましたか？　血小板の値はどうでした？」

「それが……がんセンターに電話したんですけど、その必要はないと言われてそのままなんです」

「お母さん、ぼくはものすごく心配していたんですよ。連絡を入れてくれてもよかったじゃないですか」

「……」

ぼくの口調がちょっと詰《なじ》るような感じだったせいか、お母さんは少し悲しげな表情になった。同時に、「関係ないあなたになぜ報告しなくちゃいけないんですか」と言っているようにも見えた。

この子は慢性的な骨髄抑制状態にあるから、血小板が低くてもそのまま様子を見なさいという判断なんだろう。だが、ぼくはその医療方針に納得できなかった。頭痛を訴え、紫斑が出ている子に、採血して血小板の値をチェックするのは常識ではないか。ぼくならそう考える。

自分の判断で採血も輸血もできず、ただ言われるがままにG-CSFを打つ自分が心底虚しく思えた。もうこれ以上、下請けの医療はできないとやる気が失せた。

結局その子は、それからしばらくすると、臨床試験が再開されるらしくがんセンターに帰って行った。臨床試験がどういう効果をもたらしたのか、腫瘍の病勢は止まったのか、腫瘍マーカーは少しでも下がったのか、そういった報告は一切なかった。いや、それどころか、この母子とはそれ以来、一度も会っていない。

ナショナルセンターが中心になって地元クリニックと連携する。地元クリニックはナショナルセンターをサポートする。そう言えば聞こえはいいが、結局ぼくがやったことは、ナショナルセンターの下っ端となって命令に従っただけだった。

がんセンターの先生には何の悪気もないことはよく分かる。その医師を責める気持ちは毛頭ない。ただ、自分にはこの仕事が耐えられなかった。自分で考え、自分で判断するのが医者の仕事という高橋教授の教えはやはり正しかった。頼まれ仕事はするもんじゃない。今後、こういう仕事を頼まれても絶対に断ろうと思っている。

それにしても、あの女の子、いまどこにいて、どうしているのだろうか。臨床試験が功を奏して完全寛解になったのか。それとも……。何も知らされないというのは、医師として非常につらい。

14 やってきました、クレーマー

「医者として許されるのか」

8章で、勤務医の悩み事はモンスターペイシェント、開業医の場合は労務管理と書いた。確かに19年間大学で勤務する中で、何人かのモンスターペイシェントに出会った。反社の下っ端（＝チンピラ）みたいなのは大変タチが悪く、医者や看護師に一言ガツンと言っておかないと沽券に関わるみたいな態度を取る奴がいた。

一方、組織の大幹部は異なる。ぼくは、大幹部のお子さんの治療に長期にわたって関わった経験がある。大変紳士的な父親で、話し方も丁寧なのでその筋の人と知ったのは初診から数年経ってからだった。この人との関係で嫌な思いをしたことは一度もない。

だが、ぼくにとって最大のクレーマーは、開業医になってから現れた。あれはもう10年以上前の話だ。当時うちのクリニックは来院患者が非常に多く、クリニック周辺に路上駐車する人なども現れ、苦情を受けていたりしていた。午前中の患者の診療が昼を過ぎても全然終わらず、午後の予防接種の時刻までつながってしまうこともあった。クリニックの玄関には『午前の診療は60人までとします』と貼り紙も出していた。

その日は、午前11時の時点で患者数が55人を超えていた。看護師さんが「どうします?」と聞いてきたので、ぼくは「60人で受付けを止めて、午後に来てもらって。ただ、緊急の患者は別ね」とお願いした。

11時45分ごろにその看護師さんが浮かない表情でぼくの診察室に入ってきた。

「受付けを止めたんですけど、一人のお母さんが、なぜ診てくれないんだとすごく怒っているんです」

「どんな患者?」

「4歳の男の子で階段から飛び降りたら足首を痛めたって」

「それは整形外科じゃないか。うちじゃあ、診られないよ。X線も撮れないし。で、その子は痛がっているの?」

「待合室で走り回っています」

「何、それ?……じゃあ、受付けして。順番で診るから」

その後ぼくは診療を続け、13時30分に診療を終えた。気づくと足首を痛めた子は診察していない。ぼくは看護師さんを呼んで尋ねた。

「例の患者さんは来なかったけど、午後に受診するのかな？」

「それが、文句を言って帰ってしまいました。60人で打ち切るなら、ホームページで告知するべきとか……患者を診ないなんて医者として許されるのかとか言っていました」

「ホームページを操作する時間なんてないよ。それに操作したところでサーバーでの処理があるから、画面に反映されるのは1日後だよ。医者としてって……」

保健所から電話が

夕方になって保健所から電話がかかってきた。看護師さんが電話に出た。話を聞くとぼくにその内容を伝えてくれた。

――患者から診療拒否をされたとクレームが入っている。保健所はトラブルを解決するところではないので、どちらが正しいとかは判断しない。当事者同士で解決して欲しい――そういう内容だった。

17時になった。診療終了まであと30分だ。今度は、看護師さんが怪訝そうな表情で電話の子機を持ってきた。

「タカヤマさんという人から電話なんですが……」

タカヤマ？　そんな名前に心当たりはない。電話に出てみると、いきなり怒鳴り声がした。

「おい、先生、あんたのとこは、診療拒否をするのか！」

例の患者の父親だとすぐに分かった。タカヤマというのは偽名だ。

「何か誤解があるんじゃないですか？　うちは今までも一度も診療拒否をしたことはないですよ。今日もしてませんよ」

「でも、うちの妻がそっちのクリニックで診療拒否されたと言っているぞ！」

「だから、それは誤解じゃないですか？　うちとそちらで話す中で感情的なものが行き違って、意思疎通がうまくいかなかったんじゃないですか？　そういうことって、人間同士、ないこととは言い切れないんじゃないですか？　人間の言葉のやり取りって、時にはそういうものですよね」

ぼくはちょっと訳の分からないことを言った。喋り負けないように、こっちも捲《まく》し立てたのだ。

「……まあ、いいだろう。先生は許してやろう。しかし、診療を断った受付の女は許せない。受付ごときで診療を拒否しやがって！」

「ごとき」とはなんという暴言だ。それに、どうやらうちの看護師を受付の事務スタッフであると勘違いしているらしい。

「だから、診療は拒否していませんよ。じゃあ、今から来てください。診察しますから。17時30分までにクリニックに来てください」

「よし、分かった。こっちは両家の祖父母含めて全員、揃ってるからな！」

なに、それ。数で威圧しようとしているのか？

ぼくは、父親が子どもを連れて現れるのを待った。ところが18時近くなっても彼らは来なかった。電話機の着歴を見て、こちらから電話を入れた。そうしないと、ぼくらも帰宅できないし、また診療拒否とか言われたら堪らないからだ。

父親が電話に出た。

「ずっと待ってるんですけど、何で来ないんですか？」

「え」

「さっきからずっと待ってますよ。診療時間もとっくに過ぎて、職員は超過勤務になっていますよ」

「まあ、今日はいい」

「今日はいいって、来ないんですか？　来るって言いましたよね？」

「妻が嫌がっているんで、やめておく」

「……じゃあ、クリニックを閉めますからね」

「会社の顧問弁護士に相談する」

ぼくはまたも「なんだ、そりゃ」と思った。顧問弁護士がいる会社なんて超一流なのか、それともヤバイ会社なのか。その日はそれで終わった。

弁護士登場

翌日の昼休み、父親の話に出た弁護士から電話がかかってきた。ぼくは「ああ、助かった」とほっとした。理性的な人間が間に入ってくれれば、こういうトラブルは解決する。受話器を取ると、いきなり怒声が飛んできた。

「おい！　あんた、なんで、診療拒否するんだ！」

「……」

これが弁護士の態度か。ぼくは唖然とした。すると弁護士は急に声のトーンを落とした。

「……いや、まあ、うちのクライアントは大変な人で、すごい口が立つんですよ。診療拒否されたと大騒ぎで、どうにかして欲しいって言われてしまってね。でも私も六法全書を調べてみたら、診療拒否に対する罰則規定はないんだよね」

「うちは診療拒否はしてませんけど。診察しますよって言って、1時間以上待っても現れなかったんだし」

「でも、事実上の診療拒否だよ。電話じゃ埒《らち》があきませんから、そちらにクライアントと一緒に伺います。今度の日曜日行きますよ。じゃあ、お昼に」

ついに弁護士を連れてクリニックまで押しかけてくる。ぼくは強いプレッシャーを感じた。うちには疚《やま》しいことはない。けれども弁護士が使った「事実上の診療拒否」という言葉がなんともイヤだ。「事実上」と言ってしまえば、なんでも言った者の主張が通ってしまうではないか。

ぼくはスタッフ全員を集めて対策を考えた。本来、こういうクレームに一人で対応してはダメだ。相手と同じ人数か、それ以上の人数で対応しないと押し切られてしまうことがある。しかし日曜日にスタッフに出勤してもらうことは憚《はばか》られた。

看護師さんは責任を感じているのか心配そうな表情になり「向こうが弁護士を連れてくるなら、こっちも医師会にお願いして弁護士の先生に来てもらうのはどうでしょうか?」と言ってくれた。ぼくはその言葉に少し心が揺れた。しかしそんなことをすれば、クリニックが法廷のようになって、弁護士同士の激しい応酬で収拾がつかなくなってしまうかもしれない。ぼくは迷った末に一人で対峙することにした。

日曜日が来るまでぼくは気が気ではなかった。もし、相手が二人でなくて、もっと大勢で来たらどうしよう? 実は弁護士は来なくて父親が反社みたいな奴らを引き連れてきて暴力沙汰に及んだらどうすればいいのか。いったん悪い方に考えると、イヤな妄想がむくむくと膨らんでいく。

日曜日になり、ぼくは妻に言った。

「クリニックに着いて1時間経ったら、相手がいても帰っていても一度電話するから。もし電話が来なかったらそれは非常事態だから警察に相談して」

喉はカラカラ、声は嗄れていた。妻は暗い表情になった。ぼくは刑場に引きずり出されるような心境でクリニックに向かった。

直接対決のとき

昼12時に院長室で待つ。程なくして弁護士と父親が現れた。とりあえず二人だけだ。弁護士はスーツをビシッと着こなし、大人の風格があった。頭髪が薄く、腹が出ていて恰幅がいい。年齢はぼくよりやや上の印象だ。そして父親を見て、ぼくは「あっ」と思った。若いのである。幼いと言ってもいい。ジーンズをはいて、髪が長い。電話ではドスを効かせた喋り方をしていたが、目の前にいる青年はぼくには子どもに見えた。

そして父親もぼくを見た瞬間に「あっ」という表情をした。たぶん、ぼくが思っていたよりも、「大人」だったからだろう。一瞬にして人間力みたいなものの差が出た感じだった。内心「勝てるかも」と思った。

二人は院長室のソファに座った。まず弁護士が一通の封書を差し出した。

「これはうちの弁護士事務所に届けられた投書です。あとで読んでください」

ぼくが封書を受け取ると、弁護士は早速用件を切り出した。

「診療拒否をしては困る。こちらの方は大変お怒りになっている。法律には診療拒否をしてはいけないと書いてある。改めてもらいたい」

「……」

ぼくは黙ったまま考えた。賠償請求などはできないはずだ。このあと、どう出るのだろう。すると弁護士は父親に向かって意外なことを言った。

「な、言うことは言った、さ、もう行こう」

え、まじ？　もしや、この弁護士は一文の得にもならない仕事を1分でも1秒でも早く終わりにしたいんじゃないだろうか？

ところが、父親が言う。

「せっかく来たのに、診療拒否されて、ひどいですよ。あのあと妻は子どもを連れて整形外科へ行ったんですよ。そこはちゃんと診てくれた。X線も撮ってくれて、湿布薬を出してくれた」

父親は泣き言を言うような口調だった。最初から整形外科に行ってくれれば問題なかったし、クリニックの受付には、『骨・筋肉の外傷は整形外科を受診してください』と書いてある。しかし、ぼくは黙っていた。弁護士が続ける。

「事実上、診療拒否をしたのは間違いないんだから、ちゃんと反省してくれ」

そして父親に向かい、「な、もういいだろう、行こう」と腰を浮かす。

ぼくは考えた。言い返したいことは山ほどある。しかしここは黙っていれば、嵐が通り過ぎて一件落着になりそうな雰囲気だ。屈辱的だが、耐えるしかない。ぼくは沈黙を貫いた。

「さ、帰ろう」

弁護士がもう一度促すと、父親も腰を上げた。暴風は去った。

弁護士が残していった「投書」

院長室で一人、大きくため息をつく。おそらく父親は奥さんからクリニックであったことを正確に伝えられていないのだろう。ああいう激しい言葉を使う奥さんだから、父親も相当ネジを巻かれたのだろう。いろんなことを言われる中でだんだん腹が立ち、うちへのクレームになったのではないか。そう思うと、ぼくは彼が少し可哀想になった。

投書というやつをゴミ箱に捨てようかと思ったが、目を通してみた。そこには、ある匿名の母親の訴えとしてこう書かれていた。

1歳の子どもを連れて松永クリニックを受診したが、受付で子どもが大泣きだった。すると受付の事務員が「うるさい」とでも言うように鋭く睨みつけてきた。大変嫌な思いをしたので、次回からは別のクリニックに行っているが、そこではスタッフがみんな優しくしてくれる……と。

いやいやいや、これはない。うちのクリニックには1年間に1万5000人以上の子どもが来る。泣いている子をいちいち睨むなんて、そんなヒマもなければ理由もない。それになぜこの投書がその弁護士事務所に届いたのか？　必然性が皆無である。こんなタイミングで、うちと揉めている弁護士事務所にクレームの手紙が届くなんて、常識で考えればありえない。

弁護士ってそこまでやるのかと呆れて力が抜けた。この世には尊敬に値する弁護士がいくらでもいることは、体験的によく知っている。しかし、この弁護士は違う。弁護士とは正義の味方と思っていたが、クライアントから金を貰えば、ここまでやるのだと知った。

この一件を通じて、ぼくが学んだことはほとんどなかった。そして開業医はやはり弱い存在だと思った。闘わないでよかったような気もするし、思い出しても腹が立つので、医師会に相談してもよかったような気がする。いや、度を超えたクレームは言葉の暴力に近いので、警察に相談してもよかったかもしれない。スタッフ全員に超過勤務を強いたことも、法的にどうなのか。

ぼくは最近、胃の痛みで近所の内科を受診した。すると待合室の壁に「スタッフに対するセクハラや暴言は警察に通報します」と書かれた紙が貼ってあった。そうか、同じようなことはどこにでもあるんだ。確か、医師会からの通達にも「暴力・暴言・悪質クレームは警察に通報を」と助言があったような気がする。

でも、うちもこういう貼り紙をしたら、待合室の雰囲気がちょっと悪くなるな。そう考えて、その後うちは何の対応もとらないことにしている。この一件以来、ヘビーなクレームは経験していない。一生分のクレームがまとめてやってきたようなものだ。もういいよ、という感じである。

15　クリニックの選び方、教えます

グーグルのクチコミはあてにならない

成人内科でも小児科でもクリニック選びは難しい。どのクリニックを自分のかかりつけにしたらいいのだろうか。医者との相性もあるし、クリニック全体の医療スタイルが自分に合うかどうかという問題もある。ぼく自身も自分の健康に関してクリニックや病院を受診する。自分の子どもが何かの病気になれば、やはりクリニックを探すことになる。うまいクリニックの見つけ方をちょっと考えてみたい。

まずもっとも参考にならないのは、グーグルのクチコミである。あなたの近所のクリニックをグーグルで検索すると、クチコミが載っているだろう。大抵は低評価で、5点満点を獲得しているクリニックなどほとんどない。

ぼくのクリニックの点数はどうだろう……どれどれ。3・5点である。低！　投稿し

の意見なんて参考になるだろうか。うちのクリニックにこれまでの16年間に受診した患者数は延べで25万人を超えている。25万人の中の14人の意見なんてほんの一部に過ぎない。

そもそも匿名で公開の場で人（クリニック）の悪口を書くなんて、その人の人間性はどうなんだろうかと思ってしまう。そういう意見が果たして参考になるだろうか。そして不思議なことに、クリニックによってはグーグルのクチコミが表示されていないことがある。投稿者がゼロなのである。これはどういうことだろうか。

開業医の仲間内では、このグーグルのクチコミを消す業者がいるという噂がある。いや、噂ではない。先日うちのクリニックに届いた郵便物の中に、まさに「グーグルのクチコミを消します」という業者からの手紙が交ざっていた。なんと料金は数十万円。この金額を支払えば、クチコミをきれいに消してくれるのだという。まさか、この業者がクリニックの悪口を書き込んでいるんじゃないよね？　そんなわけで、ネットのクチコミは一切信用しないことにぼくは決めている。

ホームページで何が分かるか

ぼくはクリニックを作るときに、必死になってホームページを立ち上げたことは5章で述べた。自分なりに力を入れたつもりだが、最近になって少し内容が不十分なような気がしている。

ぼくがクリニックを選ぶときにまずチェックするのは当然ホームページである。まず何を見るか。院長先生の経歴と人となりをチェックする。経歴といえば、医師としてのキャリアも重要だが、ぼくはどうしても出身大学に注目してしまう。

偏見かもしれないが、偏差値の高い大学を卒業した医師は、一般的に優秀である。それは医師としての実力だけではなく、職業に対する責任感みたいなものも強いようにぼくには見える。

ただ、医療界には、医師国家試験に合格してしまえば全員同じ土俵に立つのであって、出身大学は関係ないという意見も根強くある。これも間違っていない。ぼくだって「どんじり」医学生だった。

昭和の時代、私立大学の医学部は寄付金次第で合格できるみたいなグレーゾーンの話がまかり通っていた。学費が極めて高額なので、その噂はあながち嘘とは言い切れなか

った と思う。

だが、私立の医学部はどこの大学も年々偏差値が上がり、簡単に入学できる医学部というのはもはや存在しない。医者を志す学生が増えたことが理由だろう。すべての医学部のレベルが上がったことは、患者にとって大変いいことだ。

ただし、2018年に某私立大学の裏口入学に関する贈収賄事件があったことや、入試において女性差別や浪人生差別があったという報道は本当に残念だった。こういう部分をクリーンにしていけば、私立大学医学部の評価はさらに上がるだろう。

それから、院長の経歴には博士号の有無とか海外留学の経験などが載っているが、これはまったくどうでもいい。医者はほとんど全員が博士号を持っているので、掲載する価値もない。留学はその人の人生の幅を広げたはずだが、臨床医としての実力とは何の関係もない。無視して構わない。

専門医という肩書きを見ると、その医師に任せてもいいような気になるかもしれない。だが、専門医という資格は、「その分野に関して最低限の知識がある」くらいの意味しかない。研修医の次のステップが、専門医の資格を得るための修練である。

一人前と呼べるのは指導医という資格を持っている医師のことだろう。そして一流といえる医師とは、全国からセカンドオピニオンを求めて患者がやってくる医師のことである。これに関しては何の資格もないからホームページには書かれていないが。

ホームページで注目すべき点はもちろんほかにもある。それは院長がどういう診療を目指しているか、明確に述べているかどうかである。クリニックを運営していく上で最も大事なことはなんだろうか。目の前の患者をただ無難にこなしていくことではない。どういう医療を達成したいのか、そのビジョン（展望）とフィロソフィー（考え方）が重要である。そしてそれを実践するには具体的なストラテジー（戦略）が必要になってくる。

「子どもの健やかな未来を願って」とか、「希望と安心を目指して、いつまでも元気に」などというキャッチフレーズみたいなものは、何も語っていないのと一緒である。クリニックでできる医療には自ずと限界があるが、その範囲内でどういう医療を目指しているのか、そのためにはどういう医療を行おうと考えているのか、患者のみなさんには、ぜひそうした記述に注目してほしい。

また、これから開業しようという医師や、起業しようとしている人には、ホームページを大切にしてビジョンとフィロソフィーを語ってもらいたい。空疎な美辞麗句は簡単に患者やカスタマーに見抜かれる。

最近になって開業する医師ほど、ホームページが充実しているようにぼくには見える。若い人にはしっかりとしたそういう意識があるのかもしれない。ホームページは分量（中身）が多ければ多いほどいいホームページである。みなさんには億劫がらずに隅から隅まで読んでもらいたい。

それから、院長の人柄が分かるような趣味のページも重要だとぼくは考えているが、どうだろうか。ちなみにぼくのクリニックのホームページはそちらの方向へ走り過ぎたような気がする。

医師にするべき質問

ぼくが開業した年に3歳の子どもを連れたある母親が、うちのクリニックを受診した。子どもは普通の風邪だった。少しお母さんと雑談すると、「私、いま、いろいろなクリニックを順番に受診しているんです。どこが一番いいかなって」と言われた。なるほど、その気持ちは分かる。

ホームページを見て情報を得たら、次は直《じか》にその医者に当たってみることである。一般の人が医者の実力を見抜くのは容易ではないが、少なくとも自分との相性は分かる。説明が丁寧かどうかも分かる。一般的にドクターショッピングは慎むものだと言われているが、ぼくは必ずしも悪いことだとは思わない。ちなみにそのお母さんは、その後うちのクリニックに来なかったので、ぼくは落第点を出されたのだろう。

ぼくは、受診した子どもが人生で初めての風邪だった場合、「風邪とはなにか」「風邪薬の役割は何か」「自宅でできるケアは何か」「どういうものが再診した方がいい危険なサインか」をみっちり説明している。これはけっこう時間がかかるが、一般の人に対する教育という意味でも大事だと思っている。

だから、あなたがもし目の前の医師がどういう医療をする人なのか知りたければ、こう質問するといい。「風邪を早く治すためにはどうすればいいですか?」と。この質問に丁寧に答えてくれる医師は信頼できる医師だ。そういう質問がしにくかったら、そのこと自体がその医者がいいホームドクターではないことを示している。

街中を車で走っていると、電柱にクリニックの広告が架かっている。電車のホームでも広告看板を見かける。ある知人の開業医は、「ああいった広告はけっこうな集客(患者)になる」と言っていた。

だが、うちのクリニックは広告に一切お金をかけていない。広告を見てクリニックを受診するなんて、ちょっと寂しいと思いませんか？　やっぱりホームページを見たり、ネットのクチコミではなく生のクチコミを聞いたりして、「よし、この医者に当たってみよう」と家族が思ってくれて、うちのクリニックに来てくれればうれしい。

１９９０年頃からインフォームド・コンセント（説明と同意）という医療形態が標準になった。しかし今でも真のインフォームド・コンセントは日本の医療現場に根を下ろしていないように思える。単に医者が治療法を複数提示して、患者にどれかを選択させるのがインフォームド・コンセントではない。このシステムを医者の責任逃れにしてはいけない。

真のインフォームド・コンセントとは、患者が納得できるように十分に医師が説明することだ。そうすれば患者は自発的に同意するはずだ。いったん納得の上で同意できたら、患者はもうドクターショッピングを行う必要はないだろう。

患者家族が医師を信頼すれば、医師もそのことがすぐに分かるので１００％以上の力を出してくれるはずだ。そういう意味で、インフォームド・コンセントとは、医師と患者の双方で作り上げるものだろう。

最新医療機器があるクリニック

先日、弟と話していたら「やっぱり最新の医療機器があるクリニックを受診するよね」と言われた。なるほど、確かに無いよりかはあった方がいい。しかし開業医が導入できる医療機器など高が知れている。大病院の医療機器と比ぶべくもない。設備の整ったクリニックを選ぶのも一つの考え方だが、そうした機器を使うのは結局医師である。最終的には医師の実力で、そのクリニックのレベルは決まる。立派な医療機器に惹かれてクリニックを受診しても、やがて患者はその医師の真の力を自然と知ることになるだろう。はっきり言って、小児科は聴診器一本あれば、ほとんど100％の医療を行うことができる。

うちのクリニックは開業してから17年目に入った。エアコンがカタカタ鳴ったり、冷蔵庫も壊れたりする。外装の壁面も少し汚れているかもしれない。しかし、クリニックの中は清掃が行き届いていてピカピカである。これは、ぼくがスタッフに特に言わなくても、みんなが毎日クリニックを磨いてくれるからである。

面と向かって尋ねたことはないが、スタッフのみんなは自分たちのクリニックに愛情を持っていると思う。だから掃除をがんばってくれているのだとぼくは信じている。最新の医療機器が揃っているクリニックもいいが、きれいに磨かれたクリニックだって負けず劣らずいいと思う。

最後にもう一つ。受診する前に、そのクリニックに電話をしてみて受付の対応を調べてみるというのもいい方法だ。ホームページに「当院は予約制です。ネットから受付してください」と書いてあっても、シラを切って電話をして受診の方法を尋ねるのだ。

ぼくはいつもスタッフに「スマイル＝ゼロ円みたいなサービスは不要」と言っているが、クリニックという場所がハンバーガーショップと異なっているのは、カスタマー（患者）は困っているということだ。「その困っている心を分かってあげてね」といつも言っている。

クリニック選びの参考になっただろうか。

16 「よう、儲かってる?」

同門会に行かなくなった

母校の同門会に出席すると、ぼくの顔を見て必ず「儲かってる?」と聞いてくるヤツがいる。それが本当に毎回なので、嫌気がさして同門会には開業医になって4年目から出席しなくなった。

勤務医から見ても世間から見ても、「開業医」→「裕福」→「金儲け医療」→「医は算術」みたいなイメージがあるのではないだろうか。本書の最初の方で書いたように、ぼくはお金が欲しくて開業医になったわけではない。生きていくために、開業医以外の選択がなかったからこの仕事を選んだ。できることならば、大学に残って臨床・教育・研究を続けたかったという気持ちは今も持っている。

なので、人の顔を見れば「よう、儲かってる?」と聞いてくるのは、ぼくの開業のいきさつを知っている同門としてデリカシーがなさすぎる。聞いている本人こそがお金に興味があるんじゃないかと疑ってしまう。それに勤務医の人たちはまず知らないと思うけど、開業医は営利を目的に医院を設立してはいけないと医療法に書かれている。つまり、金を儲けたい人間は開業医になってはいけないのだ。

だが、そうは言っても開業医の収入が勤務医より多いのは誰もが知っているところだ。かなり以前、医療情報サイトm3.comの記事を読んでいたら、開業医の収入は勤務医の2~3倍と書いてあった。その真偽についてちょっと述べていきたい。

年収7000万円の内科開業医

ぼくが開業医になろうかと迷っていた頃、すでに開業していた内科の友人にいろいろなことを相談した。もちろん、収入のことも聞いた。いや、聞く前に彼から言ってきたのか、ちょっと忘れた。彼のクリニックは、いわゆる行列のできるクリニックだった。ま、彼は学生時代から頭脳がピカイチで性格も温厚だから、繁盛するのも納得である。クリニックには毎日100人以上の患者が来ているという。

ぼくが大学病院で外来診療をするのは週に1回だけだし、患者数も多くて40人くらいである。毎日100人以上というのは具体的なイメージがつかない数字だった。

で、彼の年収は7000万円。マジ！ という感じである。

しかし日本の法律は高額所得者には厳しい。累進課税方式なので、収入が上がっていく分、税率も上がっていく。課税所得1800万円以上の部分には、40％の所得税がかかる（2015年からは、課税所得4000万円以上の部分には45％）。そして市民税・県民税が合わせて10％。税の控除はあるものの、超高額所得者は、50％を税金で持っていかれる。社会保険料もさらにかかる。7000万円のおよそ50％ということは、3500万円である。

ぼくが「毎年3500万円持っていかれて虚しくないの？」と聞いたところ、友人の答えは、「まあ、でも3500万円ずつ毎年手元に残るから」というものだった。

しかし3500万円というのはすごい数字だ。年間500万円が生活費だとすると、ほぼ3年で1億円貯めることができる。年収税込7000万円というのは、一流Jリーガーなみではないか。

では、友人のクリニックの売り上げはどのくらいなのだろうか。以下はぼくの推理である。毎日100人以上患者が来るということは、月に2000人以上は来ているだろう。1年で2万5000人以上だ。患者一人に対してどれだけの収益を上げられるか、そういう資料を探したが見つからなかった。初診料または再診料・検査料・処方料……こういうものを合計すると、かなりどんぶり勘定で申し訳ないが、一人あたり500点（1点＝10円）くらいではないだろうか。

2万5000人に5000円をかければ、1年間の売り上げは軽く1億円を突破する。そこから家賃・人件費・材料費・ローンの返済をすると、手元に7000万円残るということだろう。でも、これほどの収益を上げている開業医は例外かもしれない。いや、それとも案外、けっこういるのかな。

リースと借入金の使い道は

さて、自己資金＝200万円で開業したという話は3章でした。実際にぼくがRリース社から借りた金額は、リースが1200万円と借入金が5000万円だった。リースは6年で、借入金は15年で返済する。念のために書いておくと、リースとはぼくが欲しいものをリース会社に買ってもらい、それを貸してもらうというシステムだ。数年後にリニューアルが必要な機器は、借入金で買うよりリースを利用した方がいい。

ところで、開業にそんなにお金が必要かって？　ま、ちょっと慌てないで、その内訳を聞いて欲しい。
まずはリース。

・X線撮影装置が約200万円。
・現像機が約130万円。
・超音波装置が約280万円。
・電子カルテのハードとソフトが合わせて約430万円。
これに消費税と諸費用を加えて、およそ1200万円になる。

一方、借入金の用途は、
・内装工事費（壁・床・空調・洗面・トイレ・棚・カウンター）が約1300万円。
・X線撮影室の鉛の防御壁工事にかかった費用が約300万円。

・机や椅子、ソファ、カーテンなどの備品は約310万円。
・クリニックのロゴやロゴのついた診察券や看板などが約220万円。
・院長室のPC（デスクトップとノート）やプリンター、ファックスが約50万円。
・スタッフルームの洗濯機や冷蔵庫、空気清浄機、テレビ、時計、電子レンジ、炬燵などが約130万円。
・タイムレコーダーやシュレッダー、ラベルプリンターなどの事務機器が約30万円。
・血液検査の測定器やネブライザー、吸引機などの医療機器が約320万円。
・大家さんへの敷金が660万円。
・医師会の入会金が180万円。

これらを合計すると、およそ3500万円である。なお、今の時代であればX線装置はデジタル方式が標準であろう。ぼくのクリニックの場合は従来のX線だ。鉛の防御壁工事は、本来は大家さんがやるものらしいが、これは話し合いの結果ぼくが負担することになった。

5000万円借りると、1500万円が余る。これは運転資金である。医療収入（社会保険・国民健康保険・予防接種・健診）は2か月遅れで振り込まれる。最初の2か月は収入がない。いや、それどころではなく、Rリース社のGさんが作ってくれた患者来院数の予測から計算すると、1年目は利益が出ないという見込みになっていた。そのために、プラス1500万円を貸してくれるわけである。

だが、うちのクリニックは収益の立ち上がりが非常に早かった。1年目からしっかり黒字だったので、700万円は繰り上げ返済をした。年間患者数が1万5000人を超えるのは5年目という予測になっていたが、実際には2年目には1万5969人だった。

リース料は毎月17万円、借入金の返済は毎月37万円と大きな金額だった。しかし借りたものは返さなければいけないのでしかたない。ところがおもしろいことにリースは全額が経費になり、借入金の利子の部分は経費になる。また借入金を使って医療機器などの取得にかかった費用の減価償却費も経費になる。

借入金というのは、住宅ローンと同様で最初のうちは利子ばかり返済している感じだ。この部分が経費となって所得税の課税対象から控除されるので、借金をしている方が得なのか、損なのか何とも不思議な気持ちになった。税理士さんからは「利子の分は損に決まってますよ」と笑われてしまった。

開業3年目にベンツ

経費といえば、通勤に使う自動車は経費になる。むかし『なぜ、社長のベンツは4ドアなのか?』(フォレスト出版)という本があったが、別に4ドアセダンでもクーペでもSUVでも経費として認められる。税金をごっそり持っていかれるくらいならば、いい車を買って経費にした方が得なような、なんとも変な気持ちになった。税理士さんからは「お金を使えば使った分、貯金が減りますよ」とまたも笑われてしまった。

で、ぼくも開業して2年半の頃に、はじめてメルセデス・ベンツを買った。Aクラスという日本車と大して価格の変わらない小さな車だ。最初、メルセデスのディーラーに足を踏み入れるとき、メッチャ緊張した。しかし今となってよく分かるが、ベンツも国産車も客に対する営業の姿勢は何も変わらない。怖がる必要はまったくない。

ちょっとこぼれ話を書いておく。ドイツ車を買うときに値引きなんて無いとみなさんは思っているだろう。ぼくも思っていた。だがそんなことはない。ジャーマンスリー(ベンツ・BMW・アウディ)と言われる3社は営業成績を競っている。びっくりするくらいの金額を値引いてくれるから、ちゃんと商談することをお勧めする。

いく。

自分が病気になるリスク

さて、開業医にとって一番恐ろしいのは、病気になって診療ができなくなることである。診療をしなければその分の利益はゼロになる。しかし、お金はほぼ変わらずに出ていく。

うちのクリニックの場合、人件費・材料費・光熱費・家賃・事務費が毎月300万円くらいかかる（今はもうリースも借入金の返済も済んでいる）。ちょっと分かりやすい説明をすると、1か月に20日働いたとして、そのうち10日はこうした必要な支払いに当てられる。そして残り10日の働きがぼくの収入になるという感じだ。

従って、病気になって5日休むと、10－5＝5日で、収入が半減する。これはなかなかきつい。ぼくは元々体が丈夫でないし、解離性脳動脈瘤も抱えている。通院のために休診にすることもあるし、この16年の間に強烈な頭痛のために2回大学病院の脳外科を緊急受診している（結局、くも膜下出血などではなかった）。

開業医にはこうしたリスクを回避するために、医師会の休業補償という保険制度がある。たぶん、ほとんどの開業医が加入しているはずだ。ところが、ぼくの場合は病気持ちなので、休業補償に入ることを拒否されてしまった。生命保険も同様に入れてもらえなかった。

休業補償の保険料はけっこう高いという話を聞いたことがあるが、これから開業を考えている人は絶対に入っていたほうがいい。若いうちはいいが、歳をとれば必ず病気になるものだ。

「開業医が失敗しない理由」

さて話は戻って、開業医は儲かるかと聞かれれば（聞かれたくないが）、確かに勤務医とは比較にならないくらいの収入を得ることができる。ぼくもコロナ禍前は、作家としての収入を除いても、医局時代の3倍以上の収入があった。ただ、くり返しになるが、税率が跳ね上がるのでごそっと税金で持っていかれる。まるで目の前をお金が通過していくようだ。一説によれば1日40人患者が来れば（年間で9600人）、勤務医と同等かそれ以上の収入を得られるらしい。

しかし身分は非常に不安定で退職金も出ない。とにかく病気になることが怖い。ぼくは2020年の10月に胆嚢管結石による胆嚢炎で緊急入院した。このとき10日間休みをとった。

炎症が治れば胆嚢摘出の手術をするかどうかの判断を迫られる。ぼくは迷わず手術を選び、12月末に入院して手術を受けた。胆嚢炎での緊急入院はもう二度とごめんだからだ。

医師会から送られてくるファックスにはときどき訃報がある。多くの場合、天寿を全うしたような高齢の先生についてだが、まれに若い先生の訃報に接することがある。痛ましい気持ちと同時に、残されたクリニックはどうなってしまうんだろうかと心配になる。そういう意味で開業医は厳しい仕事だ。

ぼくが開業するとき、Rリース社のGさんから「失敗した人、見たことありません」と言われたことは前に書いた。その理由が今は何となく分かる。開業医が失敗しない理由は、開業したからだ。つまり開業というリスクを背負って自分で道を切り開くような独立心のある人は、失敗するようなことはないのだとぼくは考えている。

「開業医」=「儲かる」=「楽な生活」ではまったくない。トータルで考えて、勤務医と開業医のどちらが本当の意味で人生が儲かっているのか、その人の価値観や生き方によって決まるだろう。

17　小児医療はなかなか難しい

何倍にもなった親の愛情

　ぼくが研修医だった昭和の時代は、親御さんもおおらかだった。でも今は、我が子の健康に対して親は過剰ともいえるくらい心配性である。昔は三人きょうだいなど当たり前だった。しかし現在はそうではない。子どもの数が少なくなれば、一人の子どもに対する親の愛情は何倍にもなる。小児科医はその期待に応えなければならない。

　この章では、小児医療と社会との接点についても触れながら、小児医療が抱える難しさについて少し考えていきたい。あまり難しさを強調すると若い医師が小児医療に入ってきてくれなくなるので、あまりネガティブには書かないように心がけたい。

　言うまでもないが、小児は診察が難しい。これは成人の医療との決定的な違いである。生後9か月くらいから人見知りが強くなり、2歳くらいまで続く。この年齢の子どもは診察中泣き通しのこともあり、聴診に苦慮する。肺炎や喘息が疑わしい子では本当に難儀する。

小児医療では子どもを押さえることがよくある。しっかり押さえないと処置が危険だったりするので、押さえることが子どもに対する愛情である。しかし子どもは押さえられたくないので、ここに小児医療の矛盾みたいなものがある。正直なところ、ぼくのように歳を取ると、子どもに痛みを伴う処置や注射はできれば避けたいと思ってしまう。

1歳前後の子どもの採血はとても難しい。皮下脂肪がぷにょぷにょしているので、血管が見えない。左手の中指で血管を探り、見えない血管に針を入れるのだが、これには名人技が求められる。1回ではうまくいかないことは珍しくない。ぼく自身は経験したことはないが、採血が複数回になってしまったために親が腹を立ててトラブルになったという話をときどき聞く。

だけど、みなさんにはぜひ知ってほしいのだが、採血がうまくいかなかったことを「失敗した」と言わないでほしい。子どもの血管は針より細いことがあるのだ。2回、3回と刺されれば親としては腹が立つかもしれないが、医者だって十分に傷ついているのである。いい加減な気持ちで採血をする医者は一人もいない。必死にやっている。それを分かってほしい。

採血でも通常の診察でも複数の看護師さんの手助けが必要である。ぼくの診察室にも常時看護師が2名いる。診察の補助に最低1名、親御さんが患児のきょうだいを連れてきた場合は、もう1名の看護師がその相手をしなくてはならない。

クリニックを運営する立場から言えば、小児医療は人件費がかかる。実際、看護師を雇っていない成人のクリニックもあることをぼくは知っている。成人の内科と小児科で診療報酬にほとんど差がないのはどうなんだろうか。3歳未満の子どもに対する診察や処置には今以上にプラスαの報酬があってもいいような気がする。国の偉い人にはぜひ考えてもらいたい。

小児クリニックは夏が厳しい

小児科は成人の内科と異なり、慢性疾患（喘息や便秘、アトピー性皮膚炎など）よりも急性疾患（風邪や胃腸炎）の比率が高い。このために経営が安定しない。その月によって、または前年の同月と比べて収益が大きく動く。

内科の場合、高血圧・糖尿病・脂質異常症などの患者は生涯にわたって薬を内服するので、いったん診断がついて病状が安定すれば、それがそのままクリニックの経営の安定につながる。内科は小児科に比べて明らかに経営的に有利である。聞くところによると、内科のクリニックの受付には「診察希望」と「薬のみ」の箱が置いてあって、診察を希望しない患者は「薬のみ」の箱に診察券を入れるそうだ。

しかしこれはNGである。やってはいけない医療である。医師は患者を診て、診察の上で投薬しなければならない。患者を診ないならば、「再診料」は取ってはいけない。整形外科における「リハビリのみ」もNGである。医師は患者を診るのが大前提である。

小児クリニックでは夏になると、風邪や胃腸炎が減るので、収益が大きく落ち込む。さらにお盆の前後は夏休みを取るので、8月は赤字になる小児クリニックもあると聞く。幸いうちは赤字になった年は一度もない。

そして少子化の時代である。子どもの数は明らかに減っている。前にも触れたように千葉市は六つの区から成っているが、中央区を除いて他の五つの区では母子手帳の発行数が減少しているそうだ（前述のようにうちは若葉区）。それは患者数にも現れている。

うちのクリニックは2006年に開業し、来院患者数のピークは2010年の1万8797人だった。2015年くらいから患者数が減少し、その後1万5000〜600

0人に落ち着いた。確かに2010年頃は、朝クリニックに出勤すると患者家族が20家族くらい行列を作っていることがよくあった。今はそういうことはあまりない。

収入39%減

コロナ禍で小児科と耳鼻科の来院患者数が減ったのは誰もがよく知っているだろう。その原因は、診療控えと感染症の激減にある。正確な統計はないが、ぼくの感覚としては感染症が減ったことの方が要因としては大きいと感じる。

うちのクリニックも例外ではない。コロナ前の2019年の年間患者数は1万6017人。そこから2020年にコロナがパンデミックとなり、年間患者数は1万1481人へと28%減少し、ぼくの収入は39%減少した。年収がいきなり39%も減るのはかなりきつい。人生設計が狂う。それでもどうにかなったのは、本や寄稿文の印税や原稿料が約402万円あったからだ。

だが閉院に追い込まれた小児科クリニックも実際にある。うちのクリニックから車で45分くらいのところにあったクリニックは、患者の評判もよく、地域によく馴染んでいた。ところが患者数が激減し、持続化給付金や雇用調整助成金をフルに活用したらしいが、クリニックの継続は困難になった。まだ余裕のあるうちに畳んでしまおうと決断し、2021年に閉院してしまった。ぼくより若い先生だ。この知らせはなかなかショックだった。

小児医療の抱える課題

日本の少子高齢化は、当然のことながら小児医療の現場に持ち込まれる。患者が減ることはすでに述べたが、患者が減れば小児科医になろうとする医師も減る。日本全体では医学部の定員増により、毎年医師の数が増えている。しかし総医師数の伸びに小児科医数の伸びがついていっていない。小児科医の減少は、地方でより深刻である。

そして、いま働いている小児科医も高齢化している。千葉市には夜間救急と休日診療の立派なシステムがあり、これに千葉市医師会は中心的な役割を果たしている。ところが、そうした仕事ができる開業小児科医の数が一向に増えず、当番医をこなす医師はどんどん高齢化している。このままだと、夜間・休日の救急システムは立ちゆかなくなるかもしれない。

また、小児科医の仕事の範囲は年々広がっている。かつては初期研修をして小児科全般を広く学び、その後は自分の専門を決めて、自分の専門領域の患者を診るというキャリアを小児科医は歩んだ。しかしもうそういう時代ではない。

疾患を抱えた小児はやがて大人になる。すると成人への移行期医療が必要になる。糖尿病の子どもが成人になり、大人の内科に引き継ぐのはなんら問題ない。しかし先天異常に基づく疾患を小児科や小児外科で治療した場合、患者を大人の内科に渡すのは相当無理がある。千葉県こども病院ではすでにこの問題に取り組んでいる。

また、在宅医療もこれからますます重要になる。医療的ケアの必要な在宅医療児は以前に比べてはるかに増えている。難病の子の訪問診療に特化した診療所が千葉県にもいくつかあるが、そのニーズはさらに高まるだろう。在宅医療の重要性について、拙著『呼吸器の子』（現代書館）で詳しく述べている。

そして、虐待の件数が増加していることはみなさんもご存知だろう。虐待は医療の問題であり、家族の問題である。虐待から子どもを守る役割も、小児科医は求められる。医師・看護師・ソーシャルワーカーでチームを組み、被虐待児の診療を行い、児童相談所への通告も重要な仕事になる。ぼくにも経験があるが、児童相談所に通告をすると患者家族との関係がとても悪くなる。それを乗り越えて、子どもを支援していかなければならない。

まだ課題がある。発達障害を持った子どもに対する医療や支援が我が国では未整備である。児童精神科との連携が必須であるが、小児科医にもやるべきことが山積している。いや、医者個人の努力というより、システムとして発達障害の子を支援していける体制づくりが重要であろう。

つまり、自分が得意な専門分野だけを診療していればいいという時代は終わろうとしている。開業医はどんな疾患でも診る「何でも屋」であるが、大学病院や地域の中核病院で働く勤務医は、スーパー「何でも屋」になることが求められている。

そういう意味では、小児医療という学問は発展途上ともいえるし、これから小児科を目指す若い人は、自分の先輩たちよりも多くのことを学ばなければならないであろう。それはなかなか大変な道のりであるが、やりがいがあると言えるのではないだろうか。

18　自由な時間をどう使うか

開業医は勉強しない？

多くの開業医は週の真ん中あたり、つまり水曜日か木曜日を休診にする。その代わり、土曜日は半日かそれよりちょっと長く働くことが多い。土曜日は翌日の日曜日を控えて「念の為」に受診する患者が多いため、診療時間が半日でも全日なみの来院患者があることが多い。クリニック経営に欠かせない日だ。

したがって大雑把に言うと、開業医の労働は週休2・5日といった感じになる。夕方も18時には終わる。大学病院で働いていた頃は、教授が帰宅するまで家路につくことができなかったため、自宅に戻るのはどんなに早くても21時だった。えらい違いである。

では、その自由な時間をどう使うか。

ぼくが開業したばかりの頃、製薬会社の営業担当さんが「開業医って本当に勉強しないんですよねえ」とぼくの前で呟いたことがあった。この人は、ぼくと大学病院時代から親しくしていたので、つい、開業医であるぼくの目の前で口を滑らせたのだろう。

そう、確かに大学病院の医師と開業医とでは勉強する時間が全然違う。開業医の中には、ほとんど知識をアップデートせずに古いやり方に固執している人がいるのも事実だろう。ただ、開業医にはかなり高齢の人もいて、そういう先生に勉強しろというのは、ちょっと酷かもしれない。

その一方で、医師会や地域の中核病院が主催する勉強会に積極的に参加し、最新の医療から置いていかれないように努力している開業医もたくさんいる。ぼくの感想としては、小児科医というのは、けっこうまじめな人が多い。こうした勉強会は最近オンライン形式になっているので、ぼくも可能な限り参加している。夜遅くに車で何十分もかかる所まで勉強しに行くのは正直億劫である。

しかし、大学のときと比べて勉強量は落ちたと言わざるを得ない。ただし大学にいた頃は、臨床と関係ない基礎科学の英語論文ばかりを読んでいたから、現在そういう科学論文を読んでいなくても開業医として問題ないかもしれない。

山中伸弥先生がiPS細胞を発見したときは、さすがに科学雑誌『Cell』を取り寄せて、論文を読んだ。知的興奮を通り越して、感動すら覚えた。また、サイエンスで大発見があれば、英語論文を読むと思う。

ゴージャスな開業医たち

空いた時間をすべて勉強に費やす開業医はさすがにいないだろう。自由な時間を使って趣味を大切にしている人は多い。ぼくの知る限り開業医の趣味は、グルメ・旅行・ゴルフはもちろんのこと、非常に多いと思われるのが釣りである。釣り好きの開業医は本当に多い。釣って自分で料理する人の話もよく聞く。また、ぼくの友人の開業医は仲間でお金を出し合ってクルーザーを購入し、海のレジャーを満喫している。なんてゴージャスなんだ。

ぼくは50歳手前でサイクリングに熱中して、かなり本格的にやった。しかし寄る年波には勝てず、膝を痛めて5年くらいで引退した。サイクリングの話に興味のある読者はあまりいないだろうから、この話はやめておく。

結局ぼくにとっての最大の趣味は文章を書くことだ。開業してから7年間は1日も欠かさずブログを書いた。最初の頃はいくらでも書く内容があったが、次第に書く手が鈍った。ネタがないときは、パソコンの前でうんうんと唸り、文章をなんとか捻り出していた。

しかしあるときから、毎日書くことに意味を見出せなくなり、現在は読んだ本の書評だけを載せている。ちなみにこれまでに書いたブログは3884本（2022年11月11日現在）である。

よし、書いてみよう

書くことが好きなぼくが本を出そうと思ったのは必然であったようにも思えるが、やはり明確なきっかけがあった。それはクリニックの開院を翌日に控えた内覧会の日に遡る。その日、一般の患者家族のほかに、多数の友人たちが駆けつけてくれた。そのうちの一人が毎日新聞社の藤原章生《あきお》記者だった。

彼は中学時代の同級生である。北海道大学に進み、ジャーナリズムの世界に入ったので、しょっちゅう会っていたわけではない。だけど、数年に1回くらいは機会があると会うことがあった。長い付き合いである。

その彼が、ぼくに1冊の本を差し出した。『絵はがきにされた少年』（集英社）。第3

回開高健ノンフィクション賞を受賞したという。ぼくは一瞬、虚をつかれたような戸惑いの感覚を覚えた。開院を控えて「さあ、やるぞー」と気合い満々だったが、何か、「違う世界もあるよ」とヒートアップした頭に冷水を浴びせられたような気がした。

藤原記者にもらった『絵はがきにされた少年』は、すぐに読んだ。おもしろかった。さすがだなと思った。そしてぼくも書いてみたいと思った。ぼくにも書けるだろうか。いや、書くことはできる。問題はどうやって出版するかだ。

ブログの執筆に飽き足らなくなっていたぼくは、原稿を書き始めた。内容は、小児固形がんを解き明かす解説本だ。小児がんの分子生物学については、大学の医学部や看護学部で講義をしていたし、日本小児外科学会の卒後研修セミナーで講師を務めていた。そうした内容をまとめた。400字詰め原稿用紙換算で330枚、12万3千字だった。仮のタイトルは『小児固形がんを解き明かす』だ。

この原稿をなんとか出版できないだろうかと藤原記者に相談を持ちかけた。彼は、原稿を講談社に持ち込んでくれた。2か月くらいして連絡がきたが、結論としては「内容が専門的過ぎるために本にはできない」とのことだった。『小児固形がんを解き明かす』はお蔵入りとなった。

ただ、このことをきっかけに、出版社と接点が生まれた。編集部は「もっと一般的な本を書いてほしい」と言う。こうして生まれたのが、デビュー作の『命のカレンダー　小児固形がんと闘う』（講談社）である（後に加筆して『小児がん外科医　君たちが教えてくれたこと』として中公文庫から出版）。大学病院で19年間、２００人以上のがんの子どもと共に闘った経験を基にして綴ったものだ。

執筆を思い立ってから、本が完成するまで10か月くらいかかった。本が店頭に並ぶ前、クリニックに見本が20冊届いた。ドキドキしながら段ボール箱を開けると、本が輝いて見えた。紙とインクの匂い。ページをめくるときのパリパリという音。このときの感激は今でも忘れることができない。

ぼくは、ごく普通の開業医では終わりたくないと思っていた。自分には自分にしかできない何かがあるはずだ。それはもしかしたら本を書くことなのかもしれない。

開業するときに、日本各地の教授先生に手紙を書いた。あのときにぼくは、開業はゴールではなく、「さらに第二の人生を模索するつもりでいます」と手紙に認《したた》めた。本を書くのを職業とは言えないけれど、もう一つの道が見つかったような気がした。

開業後の数年間に小児がんに関するセカンドオピニオンの依頼が多かったことを前に

書いたが、この本の影響もあったのかもしれない。

13トリソミーの子の主治医に

小児外科医をやっていると、生命倫理の問題は避けて通れない。脳に重い障害を持った赤ちゃんに対して、内臓などに先天奇形があると、手術をすることが求められる。内臓の手術をして命を助けると、その子は障害児として生きていかなくてはならない。それは家族にとって幸福なことなのか。

ぼくは医者になった1年目からこうしたことに問題意識を持っていたが、自分の考えを深めることができなかった。ただひたすら、目の前の命を救うことだけを考えて突っ走ってきた。障害を生きるとはどういうことなのか、それはぼくにとって宿題のようなものだった。

開業して6年目に、13トリソミーという先天性染色体異常を持つ重い障害の子の地元主治医になってほしいと総合病院の新生児科の部長先生に頼まれた。13トリソミーの赤ちゃんは大学病院で働いていたときに何度か出会っていたが、当時はその疾患自体が治療の対象になっていなかった。短命に終わることが決まっているので、治療を行うことはむしろ残酷な医療行為と考えられていたのである。

ところが、その生後7か月の男の子は退院して自宅で過ごすという。この子は、視力も聴力もなく、飲み込むこともできない。口唇口蓋裂を併せ持っており、心臓にも奇形がある。家族はこの子をどう受け入れているのだろうかと、ぼくには想像もつかなかった。

この子の地元主治医を引き受ける以上は、この子を通じて障害を受け入れることの意味のようなものを学ばなければいけないと思った。それは大学時代から持ち越した宿題の解答になるかもしれなかった。

ぼくは両親と面談の機会を持った。そして、くり返し家庭訪問をさせてもらい、話を聞かせてほしいとお願いした。両親も、それがこの子の成長の記録になるならと快く受け入れてくれた。こうしてできた本が『運命の子　トリソミー　短命という定めの男の子を授かった家族の物語』（小学館）である。

聞き取りは1年半に及び、その過程は母親が我が子を受け入れていく過程でもあった。家庭訪問の最後の日に、母は「普通が一番大事です。家族全員が笑っていることがどれだけ素晴らしいことか。この子がそれを教えてくれました」と柔らかい笑みを浮かべた。

この子は両親にとって幸福の意味を教えてくれた運命の子であった。そしてぼくにとっても自分の生命倫理観を再構築するきっかけを作ってくれた運命の子だった。

この本を書いたことで、今でも患者家族から連絡をいただくことがある。トリソミーとして生まれてきた赤ちゃんに心臓病などの難病があるケースで、どう治療を進めればいいか、セカンドオピニオンを求めて遠方から家族がやってくるのだ。ぼくは、決して押し付けがましくならないように、自分の意見を丁寧に話すようにしている。

障害を生きる

障害を受け入れたら、次のステップとして障害を生きるという日々が待っている。ぼくは、ゴーシェ病・急性神経型という日本で40人くらいしかいない難病の子に出会った。病気の頻度も稀だが、長く生きることも難しいので、患者数が少ないのである。

ぼくが出会った男の子は9歳で、自宅で人工呼吸器が付いた寝たきりの状態にあった。脳に重い障害があり、痙攣止めの薬を複数使っているため、ほとんど眠った状態が持続しているのだった。

この子は1歳6か月から人工呼吸器を付けている。呼吸器を装着するとすぐに、両親はわずかな期間で呼吸器の管理法を学び、在宅でのケアに移行している。最初は「地獄の底に落ちたような心境だった」と思ったそうだが、5歳になった頃から「今の生活が楽しい」と思えるようになったと母は語った。

なぜだろうか。自宅で寝たきりの子が呼吸器に繋がっていれば、ケアに疲れたり、不自由で不便な生活を強いられたり、地域の中で孤立したりしてしまうのではないだろうか。なぜ、「楽しい」と思えるのか、ぼくは休診日を利用して可能な限り家庭訪問をくり返した。また、特別支援学校にも同行し、家族旅行にもついて行った。2年間、話を聞かせてもらって、でき上がった本が『呼吸器の子』である。

ぼくはこの本を書くことで多くのことを学んだ。障害児を授かったとき、100％すべての人が「生活が楽しい」とは言わないだろう。実際ぼくは、障害児を持ってうつっぽくなってしまった母親に会ったこともある。だけど人間は、障害児を授かったときに、どういう生き方をするかを問われ、そしてその問いに対して「自由に回答していい」のだと知った。

つまり人というのは自由な存在で、たとえ障害児を持っても人は自由に生きることができる。生き方の選択が不自由になるということは決してない。自分で選ぶことができる。障害児を育てるのは、確かに大変だし苦労もある。だからと言って、「障害」と「不幸」をイコールで結ぶことはできないし、結ぶ必要もない。自由に選択し、自分たちの生き方を決定する、これが家族の尊厳だと思う。

重い障害がある子どもの人生には常に自立とは何かということが問われる。この家族を見ていて、それは社会と共生することだと気付かされた。「自立」と「共生」は一見すると相反する言葉だが、実はお互いに支え合った言葉である。「自立」と「孤立」は正反対の言葉で、障害児は孤立して生きられないし、また、孤立して生きようとしてはいけない。そういうことを学んだ。

そしてこの本を書くことによって、ぼくは医者として基礎力がとても強くなったように感じている。

障害児が通えるクリニック

『小児がん外科医』や『運命の子　トリソミー』の出版後のようには、『呼吸器の子』を読んだ家族がクリニックを受診するということはなかった。しかし偶然なのか必然なのか、うちのクリニックには障害児がたくさん通ってくる。

ぼくはクリニックを建てるときに、道路から敷地内までバリアフリーにするようにDハウスに特にお願いはしなかったが、出来上がったクリニックは、道路から診察室まで段差がなかった。廊下も大学病院と同じ幅にしたためかなり広い。したがって、大型の車椅子でも診察室まで入ってくることができる。これは偶然だった。

だけど、もしかしたらそういう偶然が患者の親の間で評判になっているのかもしれない。結果としてこういうクリニックにしあがったのは、運に恵まれていたと言える。クリニックには多くの重度障害児が来る。中には、正式な病名も判明していない重度心身障害の子どもたちも来る。

そんな子もいれば、ダウン症の子もいる。ダウン症の子は人懐っこいし、コミュニケーションも取ることが可能である。障害としてはまったく重い方には入らない。将来はグループホームで生活し、障害年金を受け取って、自立した生活ができる可能性がある。

新型出生前診断で21トリソミー（ダウン症）がなぜターゲットにされるのか、多くの障害児を見てきた立場から言うと、まるで必然性も合理性も感じられない。ダウン症は多くの障害児の中のごく一部に過ぎない。実際、うちのクリニックでも、ダウン症の子は極めて少数である。

『呼吸器の子』はベストセラーにはならなかったが、ぼくにとって最も大切な本になった。２０２１年４月に第１２４回日本小児科学会学術集会でぼくは特別講演の演者を務めた。このときの講演は『呼吸器の子』を中心に話を組み立てた。不本意な形で大学病院を去ったぼくとしては、学会の晴れ舞台に立てることはこの上ない名誉だった。開業医になったら、学会でスポットライトを浴びることは絶対にないと思っていたので、本当にうれしかった。

発達障害という難問

発達障害（自閉症スペクトラムや注意欠如多動性障害＝ＡＤＨＤなど）の子どもが増えていると言われている。診療の中で、発達障害の子にどう対応するか、小児科医にとって大きな難問である。ぼくもこの難問は避けて通れないと以前から思っていた。

そうした問題意識を持っていたときに、知的障害を伴う自閉症の高校生とその母親と知り合った。母親はシングルマザーとして我が子を17年育ててきた。ぼくは、この母親に長時間インタビューして本を作った。それが『発達障害に生まれて　自閉症児と母の17年』（中央公論新社）である。

この本は、自閉症の子を持つ家族によく読まれた。また、この本を読んで、クリニックを受診する家族もけっこういる。子どもは未就学児がほとんどだ。臨床をやっていると、目の前の患者から学ぶことも多いし、医学書から学ぶことも多い。しかし、この子たちが大人になっていくときに、何が問題で何を解決していけばいいか、ぼくはほとんど無知だった。医学書もそこまでは書いていない。

ぼくは『発達障害に生まれて』を書くことによって、自閉症児が育って行く長い過程を知り、将来についての見通しも知ることになった。このことは大きい。クリニックで発達障害の親と話している中で、将来のことを聞かれたとき、ぼくはある程度の確信を持って説明できるようになった。このことに対して、この母子にいくら感謝しても感謝しきれない。

また、この本を上梓したすぐ後の時期に、千葉市医師会で発達障害の子をどう診療するかという勉強会が始まった。当然、参加した。結果、多くのことを学んだ。

知識が増えれば、どういう子が発達障害の特性を持っているのかも見極めることができるようになる。1歳6か月児健診で定型発達ではないことを見抜くことが大半だが、2〜3歳の子が風邪で受診したときに、言葉がちゃんと出ていないことに気づいて、声かけさせてもらうこともある。するとほぼ100%、「実は言葉がちゃんと出なくて悩んでいたんです」と返される。

ぼくは、発達障害の専門家ではないが、専門家へつなげる（あるいは、それを不要と判断する）最初の一歩はできる。どういう手順で支援に繋げていけばいいかは分かっている。

発達障害に関する書籍をかなり読んだが、最初の一歩をどうすればいいかを書いた本はなかなか見つからなかった。そこで自分で書くことにした。『発達障害　最初の一歩――お友だちとのかかわり方、言葉の引き出し方、「療育」の受け方、接し方』（中央公論新社）は、臨床の現場のリアルが伝わってくる作品になっているので、参考にしたい人はぜひ手に取って欲しい。開業医にも一般の人にも役立つだろう。

患者激減の「いいこと」

発達障害の子どもをまずは開業医が診るというのは理想的だが、現実には難しい面もある。それは発達障害児の初診の面談には相当時間がかかることである。

コロナ禍で小児科を受診する患者数が大きく減ったが、それはそれで「いいこと」である。じっくり患者家族と話ができるからだ。しかしクリニックの患者がゼロになったわけではない。一人の患者にかけられる時間には限度がある。

先日は千葉県外からわざわざうちを受診した患者家族がいた。子どもの発達障害について相談希望と予診票に書いてあった。では実際、何について相談したいかと聞くと「すべて」だという。つまり何をどうしていいか、何一つ分からないというのだ。

この患者家族は11時55分に受診した。これは幸いだった。面談に1時間以上もかかったからだ。つまり午前中の最後の患者だったから1時間話ができたのだ。これがもし9時の来院だったら、待合室は患者で溢れかえり、クレームも出ていたかもしれない。もちろん、患者家族と3分話しても、1時間話しても、診療報酬は同じである。こういう現況では、発達障害を積極的に診ていこうとする開業医は増えないのではないか。

児童精神科医の数は極めて少なく、精神科医に頼っていては発達障害という難題は解決できないだろう。また開業医の努力は必要ではあるが、それだけでも解決はできない気がする。日本小児科学会などの全国的な組織が正面から取り組む時期に来ているとぼくは考えている。

「困っている」人を助けたい

　自由に使える時間をぼくは執筆に注いだ。最初の本を書いてから14年になる。平均すると、1年に1冊のペースで本を上梓している。ゴルフや釣りよりも、ぼくにはこれが合っていた。本を書くことでいいことがたくさんあった。それは次のようなことだ。

　まず、本を書くためにはインプットが重要で、そのためぼくは相当勉強することになった。患者家族から話を聞き取って本を作る場合でも、基盤をしっかりと築くために関連する書籍を多数読むことになる。障害者問題の本を読んで得た知識は、ぼくのクリニックでは直接的には役立たないかもしれないが、自分の知的財産を飛躍的に増やし、人としての成長につながったように思う。

　そして、しょっちゅうという訳ではないが、セカンドオピニオンを求めてわざわざ遠方から患者家族が来てくれる。これはうれしい。クリニックの収益に役立つという意味ではない。セカンドオピニオンを求めてやってくるということは、その家族が「困っている」ということだ。医者であれば、「困っている」人を助けたいという気持ちがある。少しでも人の役に立てるのであれば、こんなにいいことはない。

　最後に、人とのつながりが大きく広がったことが挙げられる。1冊の本を作るためには多くの人が関わる。そこに出会いがある。そして1冊本を書けば2作目につながっていき、また、人との出会いがある。大学病院で働いていると、こうした人とのつながりはなかなか広がっていかない。本を書くことで世界が大きく開けた。これによって自分の人生が豊かになったように感じる。

開業医があいた時間をどう使うか、それはそれぞれ個人が決めることだ。ぼくはいい選択をしたと思っている。仕事だけの人生はもったいない。それは自由に生きていることにならない。読者のみなさんも、自分の時間をぜひ大切に使ってほしい。

19　医師としての実力

いい医者ってなんだ？

大学病院で19年勤務した後、開業医をこれまで16年やっている。それぞれの勤務でいいこともあったし、悪いこともあった。大学病院のいいところは自分の専門性を生かし、自分にしかできない仕事ができることだ。悪い点は、やはり当時は「白い巨塔」の体質が色濃く残っており、理不尽なことが毎日のようにあったことだろう。

開業医の生活もずいぶん長くなり17年目になったが、今でも慣れない。その一番の理由は、自分でなくてもできる仕事をやっているからのような気がする。ただ、自分の時間が持てるようになって本当によかったということはこれまでに書いた通りだ。

開業するときにぼくは、開業医をしている親戚に「患者はわがままだぞ」と釘を刺された。まあ、大学勤務のような殿様商売はできないぞと一言言っておきたかったのかもしれない。

でも、それは違っていた。わがままな人は大学病院にも来るし、開業医のところにも来る。たしかに、患者家族によっては開業医を見下すような態度を取る人はいるが、そうでない人の方がはるかに多い。それに医者は、患者をわがままと批判するほど「えらい」人種ではない。わがままで傲慢な医者だっていくらでもいる。

そういった多くの人間模様を眺めながら、ぼくは19年と16年の間に多くのことを学んできた。いい医者ってなんだろうかと考えるようになったのは、開業医になってからのような気がする。でもその基本は大学病院で先輩医師からしごかれたときに形作られていたと言える。

千葉大学医学部のロゴマークには、獅胆鷹目行以女手（したんようもくおこなうにじょしゅをもってす）という言葉がある。これは外科の祖である三輪《みわ》徳寛《よしひろ》先生の言葉に由来する。ぼくは、この言葉の中で、「鷹のように鋭く見る」という部分と、「女手のように柔らかく扱う」という部分が好きだ。これを自分流に解釈すると、医者とは、「見る」ことと「触れる」ことが最も重要だということである。

「見る」には「視診」という意味もあるが、もっと大事なことはいついかなるときでも要請があれば患者の診察をするということである。患者を診ることを面倒だと思ったら、その医師は仕事を変えた方がいい。ぼくの後輩が「医者は患者を診てなんぼ」と言ったことがあるが、まったくその通りである。「なんぼ」というのは、もちろん、儲かるという意味ではない。

「触れる」ことも医療の基本である。最近の小児科医は腹部の触診があまりうまくないような気がする。ぼくが研修医の頃は、小児科の開業医が、乳児健診で子どもの腹部に腫瘤を触れたといって大学病院に送ってくることがよくあった。こうした患者は、みんな小児がんの早期発見例だった。ところがぼくが医者になって10年くらいすると、そういうケースは皆無になってしまった。ひと昔前の小児科医の方が、触診を丁寧にやっていたのではないだろうか。

突然泣き始めた母親

昨年のことだが、夕方に母親が幼稚園児の女の子を連れてクリニックにやってきた。前夜から腹痛があり、便がやや緩いという。普通に考えればウイルス性胃腸炎であろう。ぼくは女児をベッドに寝かせてお腹の触診を始めた。上中下左右中央9分画に分けて、痛みの最強点を探っていく。すると母親が突然泣き始めた。ぼくは驚いて「どうしたんですか?」と声をかけた。

実はその患者家族はその日の午前中に、千葉市にあるとても有名な総合病院の小児科を受診していた。そこの小児科医は触診もせず、話を聞いただけで整腸剤を処方したのだという。それが悔しくて泣いてしまったのだ。

思い込みはよくない。触ってみればいろいろなことが分かる。最近来院した小学生の男児の患者は、前日に転倒して胸と腹を打ったという。すぐに整形外科を受診したがX線で肋骨骨折はなく、ロキソニンを処方された。翌日になっても右の上腹部痛が続くため、うちを受診したのだった。

触診してみると肝臓に痛みがある。肋骨には痛みはなく、X線など撮る必要はなかった。眼瞼《がんけん》結膜を見てみると明らかな貧血がある。これは肝外傷かもしれないと考えて超音波検査を行った。

肝臓そのものの亀裂などは確認できなかったが、ダグラス窩《か》(膀胱と直腸の間)に腹水が溜まっていた。この腹水は血液にまちがいない。大学病院に搬送してX線CTを撮ったら、やはり肝破裂だった(安静だけで治癒した)。

つまり、患者に触れればいろいろなことが分かる。患者を「見て」「触る」ことは医者にとって基本であり、必須のことだと若い医師には口を酸っぱくして言いたい。

患者と目を合わせないの？

そして医師は患者（家族）としっかりしたコミュニケーションを取る必要がある。これも医師の基本だ。話を聞く。話を伝える。分かりやすい言葉で。これができないと一人前とは言えない。

生前、ぼくの母はC型肝炎を患っていて、住まいの東京から千葉大病院の内科まで通院していた。あるとき母がおかしなことを言う。

「私の先生、廊下で会っても私の顔を分からないと思う。診察中ずっとカルテを見ていて、一度も顔を上げないんだもの」

そんな話はとても信じられない。どうやってコミュニケーションを取っているのか。

さらに母が言う。

「お前、一度、私が受診するときに付いてきて。お前が同じ病院の医者だと分かれば、対応が変わるかもしれないから」

不承不承、ぼくは外来診療に付いていった。診察室に母と一緒に入り、「小児外科の松永です。いつも母がお世話になっています」と挨拶した。するとその医師は、本当に一度も顔を上げず、「ああ、そうですか」と返事をしただけだった。

この医師はC型肝炎に対するインターフェロン療法の世界的権威だと言われていた（後に某大学の教授に就任する）。しかし患者に対してはちゃんと正対することのできない医師だったと言わなくてはならない。この科の教授も国際的な名医という評判だったが、教授は部下に何を教えたのだろうか。東京から千葉大病院まで2時間近くかけて通う母が不憫だった。

「誠実さ」は医療の基盤

ぼくは本を書くようになってから、医師の倫理と使命について考えを巡らせることが多くなった。特に『運命の子　トリソミー』と『呼吸器の子』を書いたことが大きい。そのせいもあって、講演に呼ばれることも増えたし、新聞などからインタビューを受けることもある。倫理や使命について偉そうに語れるほどぼくは立派な医師ではないが、患者家族から多くのことを教えてもらってきたので、それを伝えるようにしているだけだ。

　２０２１年に上智大学で講演をしたとき、ぼくのあとに話をした神学部の教授が聖書の一節を引いて、人と対するときに「誠実さ」が大切であると説いた。ぼくはこれまでの医療の中で「誠実さ」というワードを使った経験がなかったので、ハッとした。当たり前のような言葉でありながら、医療の中では当たり前に使われていない。ヒポクラテスの誓いの中にもジュネーブ宣言の中にもない言葉だ。

　そしてよく考えてみると、「誠実さ」というのは医療の基盤になっていることに気づいた。医の原点と言ってもいいかもしれない。医師は、患者（家族）に対して誠実であることはもちろん、自分の仕事に対しても誠実である必要がある。

　外科医という仕事をしていると、必ず治療後の合併症にぶつかる。腸管の縫合不全（縫った部分から腸液が漏れる）とか、術後癒着性イレウス（腸がくっついて腸閉塞になる）とかである。一般の人には分かりにくいかもしれないが、これらは医療ミスとは厳密に区別されるべきものである。

　合併症が起きると、患者も苦しむが、医師も精神的に非常にきつい思いをする。ぼくも１８００件くらい手術をしたので、合併症に悩んだ経験がある。こういうとき、医師は誠実でなければならない。病態を正しく説明して理解をいただく必要がある。誤解を恐れずに言えば、謝罪する必要はないし、謝罪をしても患者はよくならない。

病態がこじれたときに、その合併症をきちんと治し切ることが外科医にとっての「誠実さ」であろう。つまり「誠実さ」とは、患者（家族）に対する真心のこもった「思い」だけでは不十分で、結果を伴った「行動」がなくてはならない。説明から、治癒退院までの一連の医療が「誠実さ」というものだろう。内科系の医師も同じような思いをしているはずだ。

ぼくは、講演でよく言う。

「患者（家族）の苦悩を尊重できる医師が、自分自身の仕事を尊重できることにつながる。患者に重い障害があってもその患者を尊重できたとき、自分の仕事を尊重できることになる。そのとき、自分の仕事は単なる仕事ではなく、天職になる」

上智大学の教授の言った「誠実さ」は、ここにつながると思う。

95％は診断に悩まない疾患

さて、16年開業医を続けてきて、結局ぼくはこれでよかったのだろうか。やはり、よかった。それは医師としての実力が上がったからだ。確かに開業医のところに来る患者の95％くらいは、診断に悩まない疾患である。

ところが、その中に危険な病気とか、珍しい病気とかが混じっている。さらには健常児・発達障害児の育児相談を含めてさまざまなことを相談される。母親自身の人生相談を受けたこともあった。

おそらくぼくは、あのまま大学病院にいても、それ以上手術の腕前とか診察の力とかは向上しなかったと思う。年齢的に考えて、中間管理職から責任者みたいなポジションに移行して、医局の管理・運営にエネルギーを注ぎ込んでいただろう。それがおもしろい仕事なのかどうなのか、自分にはよく分からない。

開業医をやっていると、大学病院勤務とは、診る患者の数が圧倒的に異なる。病気を診療することも大事だが、健診はある意味それ以上に重要で、子どもから学ぶことは多い。

小児科医でなくても、「首がすわるのが4か月で、寝返りをうつのが6か月」と知っている。小児科医というのは、目の前の乳児の月齢を知らなくても、その成長ぶりを見て、生後何か月と正答できる医者のことをいう。そうすると、自然と1歳0か月の子と

1歳6か月の子の発達の違いも分かってくる。発達障害を持っている子もほとんど一日で分かるようになる。

こういう基礎的な力は、喘息やアトピー性皮膚炎といった病気を治す力の土台になる。逆に言うと、こういう基礎力がないと子どもの病気は治せない。小児科医とは、子どもの成長に伴走し、家族と一緒に健康な生活を支援する医師のことをいうのだと思う。そういうことを、この16年で学んだ。

だからもし、今ぼくが大学病院の小児外科に転職したら（あり得ないが）、ぼくはものすごくいい小児外科医になっていると思う。手術の腕を振るって病気を治すだけではなく、その家族の成長を支えることのできる外科医になっていたように思う。両立はできないので、人生は難しい。

ぼくは、生まれ変わったら今度は医者ではない仕事をやってみたいと常々言っていた。しかし、医師の使命とか医師の誠実さとかを考えるようになってから自分の人生を振り返ると、評価は赤点だったのかなと思うようになった。もし今、医者人生を一からやり直すことができるならば、自分はもっといい医者になれるような気がする。だから人生が二度あれば、次もまた医者を志して、今度はもっといい医者になりたい。

あとがき

開業医には定年がない。ぼくは44歳のときに大家さんと20年契約を交わしたから64歳までは働くことができる。現在60歳だから、あと4年である。ぼくが延長を申し出れば、おそらく大家さんは応じてくれるだろう。では何歳まで働こうか。

それは多分、自分の体調とかモチベーションで決まると思う。開業して9年目、53歳のときにぼくは膀胱がんに罹った。転移はなかったけど、この病気は厄介だ。何度も再発するからである。

ぼくも2回再発して3回の手術を経験した。60歳になった今も術後の経過観察は続いている。長い治療の過程で、多くの合併症に苦しめられた。がんとの闘病とクリニックの運営を両立させるのは、なかなかしんどかった。

40歳で解離性脳動脈瘤。53歳で膀胱がん。共に死を意識したけど、やはり歳をとってから罹る病気の方がはるかに死の切迫感が強い。がんと向き合うことで、自分の死についてぼくは真剣に考えるようになった。

40歳で死はイメージできないけど、60歳になると死が見える。ぼくは一般論として、安楽死とかコロナ禍の高齢者切り捨て医療に反対しているけれど、意味のない延命は自分に関しては望まないと明確に考えるようになった。それが膀胱がんになって悟った結論だった。

こうした考えを『ぼくとがんの7年』（医学書院）で述べた。現在は体調もよく、がんの病勢も鎮静化したように見えるので気力は萎えていない。まだまだ仕事は続けられそうだ。

現在、コロナ禍はまだ終息していないが、一時落ち込んだ来院患者数はコロナ前に戻りつつある。なぜだろう。おそらく多くの人がコロナ慣れして感染対策が甘くなり、いろいろな種類の感染症が増加しているからだろう。

2022年の夏のコロナ第7波において、コロナに限らず、発熱した子どもが爆発的に増えた。発熱外来はどこもいっぱいで、電話も通じない状態だという。うちのクリニックは予約制を取っておらず、来院した患者はすべて診るようにしているので、行き場を失った発熱患者を診察するとものすごく感謝されたりする。役目がある限り仕事を一生懸命やりたい。

ただ、この先いつまでも働こうとは思わない。開業医には長く続ける先生がけっこう多く、80歳を過ぎても体調が許す限り働いている人もいる。だけど、それってどうなんだろうか。

80歳まで働くということは一生働くことと同様である。どこかでリタイアして楽な生活を送りたいと思わないのだろうか、ぼくにはちょっと違和感がある。第四の人生というのもあるような気がする。まだその姿は見えていないが。

ぼくと親しい開業医の先生は、ぼくより10歳近く年上で、自宅がクリニックと兼用になっている。患者家族に自分の携帯電話番号を教えていて、夜中でも相談の電話を受けている。なんでも「この歳になると、人から頼りにされないと寂しい」のだそうだ。なるほど、そういうものか。

大学教授の定年は60～65歳である（千葉大は65歳）。そこでリタイアする人はほとんど見たことがない。教授の定年後は大きく分けて二つの方向に別れる。

一つは公立病院や私立の大学病院などの病院長などに就任するケースである。言ってみれば、人生まだまだこれからで、自分のキャリアを継続させていくパターンだ。千葉県の中には代々の病院長を、大学を定年退官になった先生が務めている公立病院がある。おそらくもう臨床はあまりやらず、これまでの経験を生かして病院の管理・運営を行うのだろう。

もう一つの道は、民間のこじんまりした病院に一人の医者として働くケースである。もうあまり名誉とかに執着がなく、のんびりと外来診療をやって、それなりの給与が得られればそれで十分と考えているのだろう。

もちろん例外の先生もいる。ぼくの読書の師匠である大阪大学病理学教室の仲野徹教授は、定年退官と共に隠居生活に入ってしまった。畑仕事をするそうで、文字通り晴耕雨読である。それもまた人生かなと思う。

医者って働く場があろうとなかろうと生涯医者なのかもしれない。もし飛行機の中で緊急アナウンスが流れ、「具合の悪いお客さまがいます。お医者様はいませんでしょうか？」と声をかけられたら、ぼくは迷わず手を挙げて行く（ただし、お産は無理）。そういう意味では医者というのは仕事なのではなく、医者という人なのだと思う。

大学教授もいれば、病院の勤務医もいる。そしてぼくのような開業医もいる。どれが一番幸せかは簡単には決められない。「大学病院のエライ医者」から「どこにでもいる普通の医者」になってしまったが、「普通の医者」の存在も大事なことが分かってきた。いや、「普通の医者」の存在こそが患者にとって一番大事なのかもしれない。

本書で登場していただいたぼくの人生の恩師、世界のN先生（中川原章《なかがわらあきら》先生・九州国際重粒子線がん治療センター理事長）が言っていた。

「どんな道を歩んでも医師の最後はみんな同じ。どの道にせよ、最後まで自分の生き方を充実させた人が、結局は人生の勝者になる。そこには大学教授も開業医も違いはない」

この言葉を大切にして、医師の生きる道とは何かが分かるまで、もう少しがんばってみようと思う。

本書は、医療情報サイトm3．comに2021年5月から1年間連載した記事、「開業医をやりながら作家もやってみた」がベースになっている。この連載は大好評で、多いときには日本の医者の8人に1人がぼくの記事を読んでくれた。これはなかなかの数字だ。書籍化にあたり、誰もが楽しめるように全面的に文章の見直しをおこなった。また、新たに五つの章を書き下ろした。

医療情報サイトｍ３．ｃｏｍ編集部の小川洋輔さんには、１年間にわたって執筆の機会を与えていただき、またたくさんの助言をいただきました。心からお礼を申し上げます。「新潮新書」編集部の門文子さんには、私の拙い原稿を一つの作品としてきれいにまとめていただきました。こうして書籍になることは、本当にうれしいです。ありがとうございました。

自宅書斎にて　松永正訓

２０２２年12月

松永正訓　1961（昭和36）年東京都生まれ。千葉大学医学部を卒業し、小児外科医に。2006年、「松永クリニック小児科・小児外科」開業。『運命の子　トリソミー』『発達障害に生まれて』など著書多数。

Ⓢ新潮新書

982

患者《かんじゃ》が知《し》らない開業医《かいぎょうい》の本音《ほんね》

著者　松永正訓《まつながただし》

2023年1月20日　発行

発行者　佐藤隆信

発行所　株式会社 新潮社

〒162-8711　東京都新宿区矢来町71番地
編集部（03）3266-5430　読者係（03）3266-5111
https://www.shinchosha.co.jp
装幀　新潮社装幀室

印刷所　錦明印刷株式会社
製本所　錦明印刷株式会社

ISBN978-4-10-610982-9　C0247

価格はカバーに表示してあります。